国家卫生健康委员会"十四五"规划教材

全国高等职业教育专科配套教材

# 妇产科护理学
# 学习指导

主　　编　单伟颖

副主编　李　青

编　　者（以姓氏笔画为序）

　　　　　方　洁（安徽中医药高等专科学校）

　　　　　李　青（承德医学院）

　　　　　张海琴（济南护理职业学院）

　　　　　郑慧萍（赣南卫生健康职业学院）

　　　　　单伟颖（承德护理职业学院）

编写秘书　刘　茗（承德护理职业学院）

人民卫生出版社
·北京·

**图书在版编目（CIP）数据**

妇产科护理学学习指导 / 单伟颖主编. -- 北京：
人民卫生出版社，2025. 6. -- ISBN 978-7-117-38147-5

Ⅰ. R473. 71

中国国家版本馆 CIP 数据核字第 2025L2Z379 号

| | | |
|---|---|---|
| 人卫智网 | www.ipmph.com | 医学教育、学术、考试、健康，购书智慧智能综合服务平台 |
| 人卫官网 | www.pmph.com | 人卫官方资讯发布平台 |

**妇产科护理学学习指导**

Fuchanke Hulixue Xuexi Zhidao

主　　编：单伟颖
出版发行：人民卫生出版社（中继线 010-59780011）
地　　址：北京市朝阳区潘家园南里 19 号
邮　　编：100021
E - mail：pmph @ pmph.com
购书热线：010-59787592　010-59787584　010-65264830
印　　刷：保定市中画美凯印刷有限公司
经　　销：新华书店
开　　本：787×1092　1/16　　印张：8
字　　数：185 千字
版　　次：2025 年 6 月第 1 版
印　　次：2025 年 7 月第 1 次印刷
标准书号：ISBN 978-7-117-38147-5
定　　价：28.00 元

打击盗版举报电话：010-59787491　E-mail：WQ @ pmph.com
质量问题联系电话：010-59787234　E-mail：zhiliang @ pmph.com
数字融合服务电话：4001118166　E-mail：zengzhi @ pmph.com

　　本书是国家卫生健康委员会"十四五"规划教材、全国高等职业教育专科护理类专业教材《妇产科护理学》(第5版)的配套教材。为检验学生对妇产科护理学理论知识的掌握程度和应用能力,帮助学生加深对妇产科护理学理论和实践的理解和掌握,为学生衔接本科学历教育和发展奠定基础,本书紧紧围绕当前护士执业资格考试、护理专业自学本科考试及专升本考试的内容来编写,不仅可作为学生自学和备考的资料,也可为开展辅助教学活动提供建议和思路。

　　全书内容以章为单位编写,各章内容由本章小结、本章习题及习题解析三部分组成,突出辅助性与实用性。第一部分是本章小结,主要是将本章节要求学生掌握和熟悉的学习重难点进行提炼,简明扼要地突出章节内容,以便学生更加清晰地了解学习目标。第二部分是本章习题,本部分在参考护士执业资格考试等相关考试的基础上,结合当前临床实际和服务对象需求等因素,共设5种题型,分别是单选题(A1、A2、A3、A4型题)、多选题、名词解释、简答题和论述题。第三部分为习题解析,按照出题顺序给出参考答案。

　　本书的编写得到了全体编者及其所在单位的大力支持,在此一并致谢!编者们在教材修订过程中认真研讨、多轮审校,尽管力求准确无误,但疏忽之处在所难免,恳请各位批评指正。

单伟颖

2025年6月

# 目 录

# 第一章 | 绪 论

## 一、本章小结

妇产科护理学是一门诊断并处理女性现存和 / 或潜在健康问题,并为女性健康提供服务的科学。其服务对象包括生命各阶段不同健康状况的女性及相关家庭成员和社会成员。绪论部分主要包括妇产科护理学的发展简史、妇产科护理学的内容及特点、妇产科护理学的学习方法以及妇产科护理人员的素质要求。妇产科护理学发展简史部分从国内、国外两个角度分别进行介绍,并对妇产科护理学未来发展趋势进行了阐述;妇产科护理学包括总论和各论两部分,其中,总论包括绪论、女性生殖系统解剖生理、健康史采集与评估;各论包括产科护理、妇科护理、计划生育及妇产科护理技术。妇产科护理服务对象具有特殊性、家庭性、兼顾性及整体性等特点;学习妇产科护理学必须理论联系实践,必须具备医学基础学科、护理学专业基础学科和社会人文学科等相关知识和理论;护理人员应具备医德修养、业务素质及身心健康等素质。

## 二、本章习题

### 简答题

1. 简述妇产科护理学的内容。
2. 简述妇产科护理人员的素质要求。

## 三、习题解析

### 简答题

1. 妇产科护理学主要包括总论和各论两部分。其中,总论包括绪论、女性生殖系统解剖生理、健康史采集与评估;各论包括产科护理、妇科护理、计划生育及妇产科护理技术。
2. 妇产科护理人员的素质要求:医德修养、业务素质、身心健康素质。

(单伟颖)

## 第二章 | 女性生殖系统解剖与生理

## 一、本章小结

女性生殖系统包括内、外生殖器及相关组织。外生殖器包括阴阜、大阴唇、小阴唇、阴蒂和阴道前庭，统称为外阴。内生殖器包括阴道、子宫、输卵管和卵巢。子宫颈与阴道间的圆周状隐窝称为阴道穹隆，其中后穹隆位置最深，与盆腔最低的直肠子宫陷凹紧密相贴，临床上可经阴道后穹隆穿刺或引流。子宫体壁分为子宫内膜层、肌层和浆膜层。子宫颈外口柱状上皮与鳞状上皮交接处是宫颈癌的好发部位。输卵管是卵子与精子结合的场所，也是输送精子、卵子及受精卵的通道，由内向外分为间质部、峡部、壶腹部和伞部，壶腹部是正常的受精部位。卵巢具有产生与排出卵子和分泌甾体激素的功能。

根据年龄和特点，女性一生可分为胎儿期、新生儿期、儿童期、青春期、性成熟期、绝经过渡期和绝经后期 7 个阶段。从青春期开始到绝经前，卵巢在形态和功能上发生周期性变化。排卵多发生在下次月经来潮前 14 日左右，排卵后 7~8 日黄体成熟，体积和功能达到高峰，若排出的卵子未受精，黄体在排卵后 9~10 日开始退化，其功能限于 14 日。卵巢主要分泌雌激素和孕激素。在卵巢周期中，子宫内膜、宫颈黏液、输卵管及阴道黏膜等均产生周期性变化。规律的月经是生殖功能成熟的重要标志，下丘脑 - 垂体 - 卵巢轴对女性月经周期的调节发挥着重要的作用。下丘脑分泌促性腺激素释放激素（GnRH）来调节垂体促性腺激素的分泌，垂体分泌促卵泡激素（FSH）和黄体生成素（LH）作用于卵巢使其分泌雌、孕激素，后两者又对下丘脑和垂体具有正、负反馈调节作用。此外，甲状腺、肾上腺及胰腺功能异常，也可导致月经失调。

## 二、本章习题

（一）**单选题**（每道试题只有一个正确答案）

【A1 型题】

1. 下列具有产生激素及排卵功能的器官是

    A. 阴道                B. 子宫

    C. 输卵管           D. 卵巢

    E. 尿道

2. 关于阴道黏膜，下列描述正确的是

    A. 受性激素影响产生周期性变化     B. 由单层鳞状上皮覆盖

C. 损伤后不易出血 　　　　　　　　D. 有丰富的腺体

E. 横形皱襞少

3. 维持子宫前倾位置,起主要作用的是

A. 子宫旁组织 　　　　　　　　　　B. 宫骶韧带

C. 主韧带 　　　　　　　　　　　　D. 阔韧带

E. 圆韧带

4. 关于女性骨盆,下列描述正确的是

A. 耻骨联合下缘、髂耻缘、骶岬下缘的连线构成真假骨盆分界线

B. 骨盆的关节包括耻骨联合、骶髂关节和骶尾关节

C. 坐骨棘是妇科腹腔镜手术的重要标志之一

D. 由髂骨、骶骨及 2 块耻骨组成

E. 正常耻骨弓角度为 60°

5. 下列属于女性青春期重要标志的是

A. 乳房萌发 　　　　　　　　　　　B. 肾上腺功能初现

C. 生长加速 　　　　　　　　　　　D. 月经初潮

E. 音调变高

6. 排卵后,能使基础体温升高的激素是

A. 雌激素 　　　　　　　　　　　　B. 孕激素

C. 雄激素 　　　　　　　　　　　　D. 催乳素

E. 甲状腺素

7. 排卵一般发生在下次月经来潮前的

A. 7 日左右 　　　　　　　　　　　B. 10 日左右

C. 14 日左右 　　　　　　　　　　 D. 18 日左右

E. 20 日左右

【A2 型题】

8. 某女,32 岁,婚后 3 年未孕,诊断为不孕症。B 超检查提示幼稚子宫。正常生育期女性宫体与宫颈之比应为

A. 1:1 　　　　　　　　　　　　　B. 1:2

C. 1:3 　　　　　　　　　　　　　D. 3:1

E. 2:1

9. 某女,27 岁,因"突发下腹痛"就诊。怀疑盆腔积液,拟行盆腔穿刺。一般情况下,穿刺的部位应首选

A. 腹腔 　　　　　　　　　　　　　B. 盆腔

C. 阴道前穹隆 　　　　　　　　　　D. 阴道后穹隆

E. 直肠子宫陷凹

10. 某女,38 岁,子宫出血,诊刮显示为增殖期子宫内膜。现拟使子宫内膜由增殖期转变为分泌期,则应使用

A. 促卵泡素 　　　　　　　　　　　B. 催乳素

C. 雌激素                     D. 孕激素

E. 雄激素

11. 某女，24 岁，月经周期 28 日，经期 4 日，末次月经是 2024 年 1 月 22 日，其排卵时期应约为 2 月

A. 1 日                           B. 5 日

C. 10 日                        D. 20 日

E. 22 日

12. 某女，32 岁，结婚 2 年。平素月经规律，来院监测子宫内膜的变化。该女月经周期第 10 日的子宫内膜应为

A. 月经中期                  B. 月经后期

C. 分泌后期                  D. 分泌期

E. 增殖期

【A3/A4 型题】

13. 某女，26 岁，因"接触性阴道出血"就诊，现拟行宫颈刮片细胞学检查。

(1) 正常情况下，该患者子宫颈管黏膜上皮应为

A. 高柱状上皮               B. 低柱状上皮

C. 生发上皮                  D. 鳞状上皮

E. 立发上皮

(2) 若怀疑宫颈癌，首选取材部位应为

A. 宫颈鳞 - 柱移行带        B. 宫颈阴道上部

C. 宫颈阴道部              D. 宫颈内口

E. 子宫峡部

14. 某女，30 岁，婚后 2 年未孕，来医院行卵巢功能检查。护士开展相关知识宣教。

(1) 关于卵巢相关知识，下列描述正确的是

A. 女性一生中有 200 个卵泡发育成熟并排卵

B. 排卵一般在下次月经来潮前 10 日左右

C. 卵巢在女性一生中持续有周期性变化

D. 新生儿出生时卵巢内约 500 万个卵泡

E. 每个月经周期一般有 1 个卵泡成熟

(2) 生育期女性，黄体成熟是在排卵后

A. 7~8 日                 B. 9~10 日

C. 11~12 日              D. 13~14 日

E. 14~15 日

(二) 多选题（每道试题有两个或两个以上正确答案）

1. 关于子宫的功能，下列描述正确的是

A. 是精子到达输卵管的通道      B. 是卵子与精子结合的场所

C. 孕育胚胎与胎儿            D. 能产生月经

E. 性交器官

2. 关于月经周期调节，下列描述正确的是
   A. 排卵后，LH 和 FSH 急剧下降，卵巢黄体形成并逐渐发育成熟
   B. 雌激素只有正反馈而无负反馈
   C. 孕激素只有负反馈而无正反馈
   D. 卵巢可分泌雌、孕激素
   E. 下丘脑分泌 GnRH

（三）名词解释
1. 子宫峡部
2. 月经
3. 月经周期

（四）简答题
1. 简述子宫的大小、位置及功能。
2. 简述卵巢的周期性变化及功能。
3. 简述月经血不凝的主要原因。
4. 简述孕激素的生理作用。

# 三、习题解析

（一）单选题

1. 答案：D
解析：卵巢是女性性腺器官，具有产生与排出卵子，并分泌甾体激素的功能。

2. 答案：A
解析：阴道黏膜层由非角化复层鳞状上皮覆盖，无腺体，横行皱襞多，伸展性大，阴道上端 1/3 处黏膜受性激素影响产生周期性的变化。阴道壁富有静脉丛，损伤后易出血或形成血肿。

3. 答案：E
解析：圆韧带呈圆索状，起于两侧子宫角前面、输卵管的稍下方，向前外侧走行达两侧骨盆壁，经腹股沟管终止于大阴唇前端。其具有维持子宫前倾的作用。

4. 答案：B
解析：骨盆由一块骶骨、一块尾骨及左右两块髋骨组成。骨盆的关节包括耻骨联合、骶髂关节和骶尾关节。以耻骨联合上缘、髂耻缘、骶岬上缘的连线为界，将骨盆分为假骨盆和真骨盆两部分。骶岬是妇科腹腔镜手术的重要标志之一。正常耻骨弓角度为 90°。

5. 答案：D
解析：月经初潮为青春期的重要标志。月经来潮提示卵巢产生的雌激素达到一定水平且有明显波动，足以使子宫内膜增生并引起子宫内膜脱落即出现月经。

6. 答案：B
解析：排卵后，孕激素对体温调节中枢有兴奋作用，使基础体温在排卵后升高 0.3~0.5℃。

7. 答案：C

解析：排卵多发生在下次月经来潮前 14 日左右。

8. 答案：E

解析：子宫体与子宫颈的比例因年龄和卵巢功能而异，生育期为 2∶1。

9. 答案：D

解析：子宫颈与阴道间的圆周状隐窝称为阴道穹隆，其中后穹隆位置最深，与盆腔最低的直肠子宫陷凹紧密相贴，当盆腔有积液时，可经阴道后穹隆穿刺或引流。

10. 答案：D

解析：孕激素可降低子宫平滑肌对缩宫素的敏感性，抑制子宫收缩，促使增殖期子宫内膜呈分泌期改变，使宫颈黏液分泌减少、黏稠。

11. 答案：B

解析：排卵多发生在下次月经来潮前 14 日左右，多发生在两次月经之间。1 月为大月，下次月经来潮为 2 月 19 日，19-14，所以排卵日期是 2 月 5 日。

12. 答案：E

解析：子宫内膜的周期性变化分为 3 期。增殖期相当于月经周期第 5~14 日；分泌期相当于月经周期第 15~28 日；月经期相当于月经周期第 1~4 日。

13.（1）答案：A

解析：宫颈管黏膜为单层高柱状上皮。

（2）答案：A

解析：宫颈管黏膜为单层高柱状上皮，子宫颈阴道部由复层鳞状上皮覆盖。子宫颈外口柱状上皮与鳞状上皮交接处，也称鳞 - 柱移行带，是宫颈癌的好发部位。

14.（1）答案：E

解析：新生儿出生时卵巢内约 200 万个卵泡；性成熟期每一个月经周期一般有 3~11 个卵泡发育，但通常只有 1 个优势卵泡发育成熟并排出卵子；女性一生中一般只有 400~500 个卵泡发育成熟并排卵；排卵多发生在下次月经来潮前 14 日左右；女性 60 岁以后进入老年期，卵巢功能完全衰竭。

（2）答案：A

解析：排卵后 7~8 日（月经周期第 22~23 日）黄体成熟，体积和功能达到高峰，直径达 1~2cm。

## （二）多选题

1. 答案：ACD

解析：子宫是产生月经、孕育胚胎与胎儿的器官，也是精子到达输卵管的通道。

2. 答案：ACDE

解析：下丘脑分泌促性腺激素释放激素（GnRH），垂体分泌促卵泡激素（FSH）和黄体生成素（LH）；排卵后，LH 和 FSH 急剧下降；卵巢分泌雌激素、孕激素及少量雄激素；雌激素参与下丘脑 - 垂体 - 卵巢轴的正、负反馈调节，孕激素对下丘脑有单纯负反馈作用。

## （三）名词解释

1. 子宫峡部：子宫体与子宫颈之间形成最狭窄的部分。

2. 月经：伴随卵巢周期性变化而出现的子宫内膜周期性脱落及出血。

3. 月经周期：两次月经第 1 日的间隔时间。

（四）简答题

1. 子宫大小：长 7~8cm，宽 4~5cm，厚 2~3cm，容量约为 5ml。子宫位置：子宫位于盆腔中央，前为膀胱，后为直肠，下端接阴道，两侧与输卵管相通。当膀胱空虚时，子宫多呈前倾前屈位。子宫的正常位置主要靠子宫韧带、盆底肌肉和筋膜的承载维持。子宫功能：是产生月经、孕育胚胎与胎儿的器官，也是精子到达输卵管的通道。

2. 卵巢的周期性变化：从青春期开始至绝经前，卵巢在形态和功能上发生周期性变化，其形态变化大致分为卵泡的发育及成熟、排卵、黄体的形成及退化三个阶段。卵巢的功能：卵巢是女性的性腺，具有产生卵子并排卵的生殖功能和分泌性激素的内分泌功能。

3. 月经血主要成分有血液、子宫内膜碎片、宫颈黏液及脱落的阴道上皮细胞等。经血中含有前列腺素及来自子宫内膜的大量纤溶酶，可溶解纤维蛋白，所以月经血多不凝固。

4. ①对生殖系统的作用：降低子宫平滑肌对缩宫素的敏感性，抑制子宫收缩。促使增殖期子宫内膜呈分泌期改变，有利于晚期胚泡着床和胚胎、胎儿在子宫腔内生长发育，防止流产。宫颈黏液分泌减少、黏稠，形成黏液栓，有阻止精子穿行与病原体入侵的作用；抑制输卵管收缩，调节孕卵运行；促使阴道上皮细胞大量迅速脱落。②对乳腺的作用：在雌激素作用的基础上，促进乳腺腺泡发育。③代谢作用：促进水钠排泄。④调节作用：排卵后，使基础体温升高 0.3~0.5℃，并维持整个黄体期，使女性基础体温呈双相型改变。

（方　洁）

# 第三章 | 女性生殖系统健康史采集与评估

## 一、本章小结

女性生殖系统健康史采集与评估是为护理对象提供护理的主要依据，也是妇产科护理临床实践的基本技能。健康史采集可通过观察、交谈、倾听、检查等方法，注意沟通技巧和人文关怀，做到准确、完整，并做好相关记录。月经史可简写为：初潮年龄 $\dfrac{经期}{月经周期}$，注意常规询问末次月经及其经量和持续时间；生育史可简写为：足 - 早 - 流 - 存或孕 $_m$ 产 $_n$（$G_mP_n$）方式。

身体评估主要包括全身检查、腹部检查和盆腔检查等。盆腔检查为妇科特有的检查，包括外阴、阴道、宫颈、宫体及双侧附件。检查时应遵循其基本要求，并按照解剖部位的先后顺序记录检查结果。同时，护士还应注意对护理对象进行心理 - 社会评估。

护理人员对护理对象的健康资料加以整理，通过护理评估确定护理诊断，并进一步确定护理目标、护理措施，在实施护理措施后，应及时做出护理评价。

## 二、本章习题

**(一) 单选题**（每道试题只有一个正确答案）

**【A1 型题】**

1. 末次月经可缩写为

    A. GPT                    B. GMP

    C. PMP                    D. PML

    E. LMP

2. 关于盆腔检查的基本要求，下列描述正确的是

    A. 男医师检查时需女医护人员在场    B. 患者检查前无需排空膀胱

    C. 无性生活者可行双合诊            D. 经期也可做阴道检查

    E. 检查器具可重复使用

3. 观察阴道壁及子宫颈情况所用的检查方法是

    A. 阴道窥器检查               B. 外阴视诊

    C. 双合诊                     D. 三合诊

E. 肛腹诊

【A2 型题】

4. 某女，52 岁。生育情况：29 岁足月产 1 次，女婴，健康；31 岁妊娠 3 个月自然流产 1 次；35 岁人工流产 1 次。其生育史可简写为

　　A. 0-1-1-1　　　　　　　　　　　B. 1-1-1-1

　　C. 1-0-1-1　　　　　　　　　　　D. 1-0-2-1

　　E. 1-2-1-0

5. 某女，32 岁，自诉月经过多 4 个月。评估月经史：$13 \dfrac{4 \sim 5}{26 \sim 28}$，LMP 为 2024 年 2 月 10 日。该女的初潮年龄是

　　A. 15 岁　　　　　　　　　　　　B. 14 岁

　　C. 13 岁　　　　　　　　　　　　D. 12 岁

　　E. 11 岁

6. 某女，29 岁，已婚。外阴瘙痒，阴道分泌物增多，现为其做盆腔检查。盆腔检查一般采取

　　A. 臀高头低位　　　　　　　　　　B. 膀胱截石位

　　C. 胸膝卧位　　　　　　　　　　　D. 自由体位

　　E. 平卧位

7. 某女，35 岁，11 岁初潮，月经周期 35 日，持续 3~5 日。关于该女月经史的记录，下列描述正确的是

　　A. $11 \dfrac{3 \sim 5}{35}$　　　　　　　　　　B. $11 \dfrac{35}{3 \sim 5}$

　　C. $\dfrac{3 \sim 5}{35} 11$　　　　　　　　　　D. $\dfrac{35}{3 \sim 5} 11$

　　E. $\dfrac{35}{3 \sim 5}$

8. 某女，28 岁，平素月经规律，已婚。停经后 38 日后出现阴道流血、腹痛 2 日，阴道出血量少。其主诉应书写为

　　A. 阴道流血、腹痛 2 日　　　　　　B. 停经、阴道流血、腹痛

　　C. 已婚、停经、阴道流血、腹痛　　D. 停经 38 日，阴道流血、腹痛 2 日

　　E. 阴道流血、腹痛 2 日，流血量少

【A3/A4 型题】

9. 某女，28 岁，已婚。下腹疼痛，性交后加重，阴道分泌物增多，现为其进行盆腔检查。

　　(1) 检查前应常规嘱咐患者

　　A. 阴道冲洗 2 日　　　　　　　　　B. 口服镇痛剂

　　C. 口服镇静剂　　　　　　　　　　D. 口服抗生素

　　E. 排空膀胱

（2）行双合诊检查，下列检查结果中，属于正常现象的是

    A. 输卵管未触及               B. 阴道隔膜

    C. 宫颈举痛                  D. 子宫压痛

    E. 子宫后位

## （二）多选题（每道试题有两个或两个以上正确答案）

关于阴道窥器的使用方法，下列描述正确的是

    A. 根据患者阴道大小和阴道壁松弛情况，选择相应型号的阴道窥器

    B. 拟取阴道分泌物做涂片时，可用肥皂液润滑窥器两叶前端

    C. 放置窥器前，将其前后两叶合拢，表面涂润滑剂润滑两叶前端

    D. 放置窥器时，经尿道周围区，斜行沿阴道侧后壁缓慢插入阴道内

    E. 取出窥器时，应将两叶合拢后退出

## （三）名词解释

双合诊

## （四）简答题

1. 简述盆腔检查的基本要求。

2. 简述双合诊检查的目的。

# 三、习题解析

## （一）单选题

1. 答案：E

解析：采集健康史，应常规询问末次月经（last menstrual period，LMP）及其经量和持续时间。末次月经可缩写为LMP。

2. 答案：A

解析：应避免于月经期做盆腔检查。如为阴道异常出血必须检查时应先消毒外阴，并使用无菌手套及器械，以免发生感染。检查器具应一人一换，一次性使用。除尿失禁患者外，检查前应嘱咐患者排空膀胱。无性生活患者禁止做阴道窥器检查、双合诊检查和三合诊检查，一般仅限于直肠-腹部诊。

3. 答案：A

解析：阴道窥器检查内容包括宫颈、阴道的视诊。

4. 答案：D

解析：生育史包括足月产、早产、流产次数以及现存子女数，以4个阿拉伯数字顺序表示，可简写为：足-早-流-存。

5. 答案：C

解析：考察月经史的表达方式。13代表初潮年龄。

6. 答案：B

解析：除尿瘘患者有时需取膝胸位外，一般盆腔检查取膀胱截石位。

7. 答案：A

解析：月经史包括初潮年龄、月经周期及经期持续时间等（可简写为：初潮年龄

$\dfrac{经期}{月经周期}$ )。

8.答案：D

解析：如患者有停经、阴道流血及腹痛 3 种主要症状，应按其发生时间的顺序记录。

9.（1）答案：E

解析：除尿失禁患者外，检查前均应排空膀胱，必要时导尿。

（2）答案：A

解析：双合诊的检查结果，正常卵巢偶可扪及，触后稍有酸胀感。正常输卵管不能扪及。

### （二）多选题

答案：ACE

解析：阴道窥器有大小之分，根据患者阴道大小和阴道壁松弛情况，选择相应型号的阴道窥器。放置窥器前，将其前后两叶合拢，表面涂润滑剂润滑两叶前端，以利于插入阴道，避免阴道损伤。如拟做宫颈细胞学检查或取阴道分泌物做涂片时，可改用生理盐水润滑，以免润滑剂影响涂片质量和检查结果。当放置窥器时，检查者用一手拇指和示指分开两侧小阴唇，暴露阴道口，另一手持窥器避开敏感的尿道周围区，斜行沿阴道侧后壁缓慢插入阴道内。当取出窥器时，应将两叶合拢后退出，以免小阴唇和阴道壁黏膜被夹入两叶侧壁间而引起患者剧痛或不适。

### （三）名词解释

双合诊：是盆腔检查中最重要的项目。检查者一手示指和中指涂擦润滑剂后伸入阴道内，另一手放在腹部配合检查。

### （四）简答题

1.①检查者关心体贴患者，做到态度严肃、语言亲切，检查前向患者做好解释工作，告知可能会引起不适，不必紧张，应尽可能放松腹肌。清除无关人员，注意遮挡，保护隐私。检查时仔细认真，动作轻柔。②除尿失禁患者外，检查前嘱咐患者排空膀胱，必要时先导尿。大便充盈者应在排便或灌肠后进行。③为避免感染或交叉感染，置于臀部下面的垫单、检查器械和无菌手套应一人一换，一次性使用。④除尿瘘患者有时需取膝胸位外，一般妇科检查取膀胱截石位，患者臀部置于检查台缘，头部略抬高，两手平放于身旁，以使腹肌松弛。检查者一般面向患者，站在患者两腿间。不宜搬动的危重患者不能上检查台，可在病床上检查。⑤应避免在月经期做盆腔检查。如为阴道异常出血必须检查时应先消毒外阴，并使用无菌手套及器械，以免发生感染。⑥无性生活患者禁止做阴道窥器检查、双合诊和三合诊检查，一般仅限于直肠 - 腹部诊。如确有检查必要时，应先征得患者及其家属同意后，方可进行阴道窥器或双合诊检查。⑦怀疑有盆腔内病变而腹壁肥厚、高度紧张不合作患者，如妇科检查不满意时，可行超声检查，必要时可在麻醉下进行盆腔检查，以作出正确的判断。⑧男性医护人员对患者进行妇科检查时，应有女性医护人员在场，以减轻患者紧张心理，并可避免发生不必要的误会。

2.双合诊检查的目的在于检查阴道、宫颈、宫体、输卵管、卵巢及宫旁结缔组织和盆腔内壁情况。

（方 洁）

# 第四章 | 妊娠期妇女的护理

## 一、本章小结

妊娠是胚胎和胎儿在母体内成长发育的过程，从成熟卵子受精开始，经过受精卵的发育、输送与着床、蜕膜形成，以及胎盘、胎膜、脐带、羊水等胎儿附属物的形成，直至胎儿及其附属物排出。妊娠全过程为 40 周，是一个非常复杂而又极其协调的生理过程，在胎盘激素和神经内分泌的作用下，母体全身各系统发生了一系列适应性的生理和心理变化，以适应与满足胎儿生长发育的需要，同时为分娩、哺乳做好准备。

根据妊娠不同时期的特点，临床上将妊娠期分为三个时期：妊娠 13 周末及以前称为早期妊娠，第 14~27 周末称为中期妊娠，第 28 周及其后称为晚期妊娠。各个时期在症状、体征和相关检查均有不同的特点。由于胎儿在子宫内位置和姿势不同，因此，有不同的胎产式、胎先露和胎方位。妊娠期管理主要通过产前保健工作来完成。产前保健主要包括定期产前检查，指导孕期营养和用药，及时发现和处理异常妊娠，对胎儿宫内情况进行监护等。产前检查的内容包括详细询问健康史、全身检查、产科检查、心理 - 社会评估、必要的相关检查和健康教育及指导，不同的孕周检查内容有所不同。同时，还需做好分娩前准备，指导准备新生儿和产妇用物，指导并教会孕妇做产前运动、掌握分娩呼吸技巧等，有利于减轻分娩不适，促进顺产。

## 二、本章习题

（一）**单选题**（每道试题只有一个正确答案）

【A1 型题】

1. 关于脐带所含动静脉，下列描述正确的是
   - A. 一条脐动脉
   - B. 一条脐静脉
   - C. 一条脐动脉，一条脐静脉
   - D. 一条脐动脉，二条脐静脉
   - E. 一条脐静脉，二条脐动脉

2. 胎心正常值应是每分钟
   - A. 90~110 次
   - B. 100~120 次
   - C. 110~160 次
   - D. 120~170 次
   - E. 130~170 次

3. 下列属于正常胎方位的是
   - A. 枕左前
   - B. 枕左后

C. 骶右前 D. 骶左后

E. 骶右横

4. 妊娠最早出现的症状是

A. 尿频 B. 腹痛

C. 停经 D. 乳房胀痛

E. 恶心、呕吐

5. 孕妇自我监测胎儿安危,最简单有效的方法是

A. 测量体重 B. 胎动计数

C. 计算孕龄 D. 监测睡眠

E. 四部触诊

6. 关于骨盆测量,下列描述正确的是

A. 骨盆外测量可以直接判断骨盆大小及其性状

B. 骨盆内测量时无需消毒外阴

C. 坐骨结节间径正常值为 10cm

D. 耻骨弓角度正常值为 90°

E. 坐骨棘间径正常值为 9cm

【A2 型题】

7. 某女,26 岁,初孕妇。B 超检查示胎体初具人形,有胎心搏动。其孕周约为

A. 4 周末 B. 8 周末

C. 12 周末 D. 16 周末

E. 20 周末

8. 某女,34 岁,$G_2P_1$,现宫内孕 38 周。此时羊水量约为

A. 500ml B. 600ml

C. 700ml D. 800ml

E. 1 000ml

9. 某女,30 岁,$G_1P_0$,现宫内孕 16 周。来院产检,咨询相关知识。下列关于胎盘的防御功能,护士回答正确的是

A. 胎盘的屏障功能很强大,能起到绝对的保护作用

B. 风疹病毒不可通过胎盘传给胎儿

C. 流感病毒不可通过胎盘传给胎儿

D. 药物不可通过胎盘传给胎儿

E. IgG 能通过胎盘传给胎儿

10. 某女,27 岁,初孕妇,现宫内孕 28 周,常规来院进行产科检查。护士告知妊娠晚期体重每周增加不应超过

A. 500g B. 800g

C. 1 000g D. 1 200g

E. 1 500g

11. 某女,32 岁,初孕妇,现宫内孕 16 周,向护士咨询妊娠期子宫的变化。下列描述正确的是

A. 妊娠期子宫体增大且变硬　　　　　B. 妊娠早期子宫底增长速度最快

C. 妊娠晚期子宫多呈纵椭圆形　　　　D. 妊娠期子宫血流量减少

E. 临产时子宫下段可达 10~14cm

12. 某女, 29 岁, 因"停经 10 周, 恶心、呕吐 2 周"来院检查, 诊断为早孕。目前该女护理措施正确的是

A. 有食欲时可多吃, 没食欲时不吃　　B. 鼓励少食多餐, 避免空腹或过饱

C. 绝对卧床休息　　　　　　　　　　D. 口服止吐药物

E. 输液治疗

13. 某女, 25 岁, $G_1P_1$。孕 $38^{+4}$ 周临产。检查时发现胎儿枕骨在母体骨盆左前方。其胎方位是

A. LOP　　　　　　　　　　　　　　B. ROT

C. LSA　　　　　　　　　　　　　　D. LOA

E. ROA

**【A3/A4 型题】**

14. 某女, 27 岁, $G_1P_0$。平素月经周期不规律, 末次月经记不清。经四步触诊, 其宫底高度在剑突下 2 指, 耻骨联合上方触感圆而硬, 有浮球感。

(1) 该孕妇估计其孕周为

A. 24 周末　　　　　　　　　　　　B. 28 周末

C. 32 周末　　　　　　　　　　　　D. 36 周末

E. 40 周末

(2) 该孕妇胎先露是

A. 头先露　　　　　　　　　　　　　B. 臀先露

C. 肩先露　　　　　　　　　　　　　D. 足先露

E. 复合先露

15. 某女, 32 岁。平素月经规律, 周期 30 日, 经期 5 日。因"停经 8 周, 恶心、呕吐 2 周"来院就诊, 考虑早期妊娠。

(1) 诊断早期妊娠最常用的检查方法是

A. 宫颈黏液涂片检查　　　　　　　　B. 基础体温测定

C. 妊娠试验　　　　　　　　　　　　D. 妇科检查

E. 四部触诊

(2) 该孕妇主诉出现尿频现象, 护士告知会自行缓解, 时间是妊娠

A. 8 周后　　　　　　　　　　　　　B. 12 周后

C. 16 周后　　　　　　　　　　　　D. 18 周后

E. 29 周后

(3) 孕妇向护士询问妊娠期血液循环系统的生理变化, 护士回答正确的是

A. 心搏出量在妊娠 32~34 周达高峰　　B. 妊娠晚期孕妇在休息时心率减慢

C. 血容量在妊娠 28 周达高峰　　　　D. 妊娠早、中期血压偏高

E. 血液呈低凝状态

## (二) 多选题（每道试题有两个或两个以上正确答案）

1. 关于胎儿附属物,下列描述正确的是
   - A. 胎盘由羊膜、叶状绒毛膜和底蜕膜构成
   - B. 胎膜能转运溶质和水,以维持羊水平衡
   - C. 脐带受压,可导致胎儿急性缺氧
   - D. 胎儿尿液是羊水的主要来源
   - E. 羊水具有物质交换的功能

2. 关于妊娠期的护理,下列描述正确的是
   - A. 尿频时可适当憋尿改善症状
   - B. 每天至少应有 8 小时睡眠
   - C. 白带增多可行阴道冲洗
   - D. 从妊娠 4 个月起可补充铁剂
   - E. 妊娠中期后休息时可采取左侧卧位

## (三) 名词解释

1. 妊娠
2. 胎方位
3. 仰卧位低血压综合征

## (四) 简答题

1. 简述胎盘的功能。
2. 简述妊娠的分期。
3. 简述产前检查的时间。
4. 简述自数胎动的方法及注意事项。

## (五) 论述题

某女,28 岁,初孕妇,平素月经规则,末次月经 2023 年 10 月 15 日。四步触诊结果:于子宫底部触到圆而硬的胎头,胎背位于母体腹部右方,耻骨联合上方触到软而宽,且形状不规则的胎臀。

根据以上资料,请回答:

(1) 该孕妇预产期。

(2) 该孕妇最佳的胎心听诊位置。

(3) 该类孕妇出现下肢水肿、便秘、腰背痛的护理措施。

## 三、习题解析

### (一) 单选题

1. 答案:E

解析:妊娠足月的脐带长 30~100cm,平均 55cm。脐带表面有羊膜覆盖,呈灰白色,内有一条脐静脉和两条脐动脉。

2. 答案:C

解析:胎心音正常范围是 110~160 次 /min。

3. 答案:A

解析:正常胎方位有两种,分别为枕左前位(LOA)与枕右前位(ROA)。

4. 答案: C

解析: 停经是妊娠最早、最重要的症状。

5. 答案: B

解析: 计数胎动是孕妇自我监护最常用且简单的方法。

6. 答案: D

解析: 骨盆外测量能间接判断骨盆大小及其形状。进行骨盆内测量时, 孕妇取膀胱截石位, 严格消毒外阴, 检查者须戴消毒手套并涂润滑油。耻骨弓正常值为 90°, 小于 80° 为异常。坐骨结节间径正常值为 8.5~9.5cm, 平均值为 9cm。坐骨棘间径正常值为 10cm。

7. 答案: B

解析: 8 周末, 胚胎初具人形, 心脏已形成, B 超检查可见心脏搏动。

8. 答案: E

解析: 羊水量随妊娠进展不断增加, 妊娠 38 周约 1 000ml, 此后羊水量逐渐减少, 妊娠 40 周约 800ml。

9. 答案: E

解析: 胎盘能阻止母血中某些有害物质进入胎儿血中, 起到一定保护作用, 但很有限。流感病毒、风疹病毒均可通过胎盘, 导致胎儿畸形甚至死亡。有些药物可通过胎盘致胎儿畸形、流产等。母血中免疫抗体如 IgG 能通过胎盘, 使胎儿在出生后即获得免疫力。

10. 答案: A

解析: 妊娠早期体重无明显变化, 妊娠 13 周起每周增加约 350g, 妊娠晚期每周增加不超过 500g。

11. 答案: C

解析: 妊娠期子宫体增大且变软, 妊娠后期宫底增长速度最快, 妊娠期子宫血管扩张、增粗, 子宫血流量增加, 以满足胎儿 - 胎盘循环的需要。子宫峡部在妊娠后逐渐伸展拉长变薄, 临产时达 7~10cm, 称为子宫下段。

12. 答案: B

解析: 指导孕妇清淡饮食, 可少食多餐, 忌油腻、难消化和引起不适气味的食物, 避免空腹或过饱。

13. 答案: D

解析: 胎头枕骨位于母体骨盆的左前方, 为枕左前位（LOA）。

14.（1）答案: D

解析: 妊娠 36 周末, 手测子宫底高度位置在剑突下 2 横指。

（2）答案: A

解析: 耻骨联合上方触感圆而硬, 考虑为胎头, 头先露。

15.（1）答案: C

解析: 妊娠试验是临床上诊断早期妊娠最常用的检查方法。

（2）答案: B

解析: 尿频是因不断增大的前倾子宫压迫膀胱所致, 妊娠 12 周后, 子宫增大超出盆腔, 症状自然消失。

（3）答案：A

解析：心搏出量自妊娠 10 周起增加，妊娠 32~34 周达高峰。血容量自妊娠 6~8 周起增加，妊娠 32~34 周达高峰。妊娠晚期孕妇在休息时心率增加 10~15 次 /min。妊娠早、中期血压偏低，妊娠 24~26 周后血压轻度升高。孕妇血液呈高凝状态。

## （二）多选题

1. 答案：ABC

解析：妊娠早期羊水主要来自母体血清的透析液，妊娠中期以后，胎儿尿液成为羊水的主要来源之一。羊水的功能是保护胎儿及保护母体。其余选项正确。

2. 答案：BDE

解析：尿频时无需减少饮水，应及时排尿，憋尿易致泌尿系感染。适当活动与休息，每日保证 8 小时睡眠。白带增多时严禁阴道冲洗。加强营养，从妊娠 4 个月起补充铁剂。妊娠中期后建议取左侧卧位休息，以增加胎盘血供。

## （三）名词解释

1. 妊娠：胚胎和胎儿在母体内发育成长的过程。

2. 胎方位：胎儿先露部的指示点与母体骨盆的关系。

3. 仰卧位低血压综合征：若孕妇长时间仰卧，子宫压迫下腔静脉，导致回心血量减少，心搏量降低，血压下降。

## （四）简答题

1. 气体交换、营养物质供应、排出胎儿代谢产物、防御功能以及合成功能。

2. 根据妊娠不同时期的特点，将妊娠期分为三个时期：妊娠 13 周末及以前称为早期妊娠，第 14~27 周末称为中期妊娠，第 28 周及其后称为晚期妊娠。

3. 我国《孕前和孕期保健指南（2018 年）》推荐的产前检查孕周分别为：妊娠 $6~13^{+6}$ 周，$14~19^{+6}$ 周，20~24 周，25~28 周，29~32 周，33~36 周，37~41 周（每周 1 次）。高危孕妇应酌情增加产前检查次数。

4. 计数胎动是自我监护最常用且简单的方法，指导孕妇每日早、中、晚各数 2 小时胎动，2 小时胎动不少于 10 次，提示胎儿情况良好；若 <10 次 /2h 或骤降 50% 者，提示胎儿缺氧，应立即就诊。

## （五）论述题

（1）该孕妇预产期是 2024 年 7 月 22 日。

（2）该孕妇最佳的胎心听诊位置是孕妇脐上右侧。

（3）下肢水肿：避免长时间站或坐，取左侧卧位休息，下肢垫高使下肢血液回流改善，减轻水肿。需适当限制盐的摄入，但水不必限制。便秘：指导孕妇养成良好的饮食与生活习惯，按时排便。每日清晨饮一杯温开水，进食易消化粗纤维食物，多吃新鲜蔬菜和水果，多喝水，坚持每日适当运动。可在医生指导下口服缓泻剂，慎用开塞露、甘油栓，禁用硫酸镁，也不可灌肠，以免引起流产或早产。腰背痛：指导孕妇穿低跟软底鞋，若俯拾地面物品，保持上身直立，屈膝，用两下肢力量起身；少抬举重物；休息时，腰背部垫枕头可缓解疼痛，必要时卧床休息（硬床垫）、局部热敷。疼痛严重者可服用止痛药物。

（方 洁）

# 第五章 | 分娩期妇女的护理

## 一、本章小结

分娩是指妊娠满 28 周及以后，胎儿及其附属物从临产开始至全部从母体娩出的过程。产力、产道、胎儿及产妇的精神心理因素是影响分娩的四大因素，若各因素均能相互适应，胎儿才能经阴道顺利娩出。子宫收缩力是临产后的主要产力，贯穿于分娩的全过程，具有节律性、对称性、极性、缩复作用四大特点。有规律且逐渐增强的子宫收缩同时伴有进行性的宫颈管消失、宫口扩张和胎先露下降是临产开始的标志。胎儿通过衔接、下降、俯屈、内旋转、仰伸、复位及外旋转等一系列适应性转动，以其最小径线通过产道。下降贯穿于分娩的全过程，与其他动作相伴随。

分娩全过程是指从有规律宫缩开始至胎儿胎盘全部娩出，分为三个产程。第一产程从规律宫缩开始到宫口开全（10cm），分为潜伏期和活跃期。潜伏期宫口扩张较慢，初产妇一般不超过 20 小时；经产妇宫颈较松，不超过 14 小时。活跃期宫口扩张加速，可在宫口开大 4~6cm 即进入活跃期，直到宫口开全；第二产程从宫口开全到胎儿娩出；第三产程从胎儿娩出到胎盘娩出。每个产程的护理评估、护理措施有所不同。第一、第二产程的护理重点是观察产程、监测胎儿宫内状况、缓解疼痛；第三产程则应重点观察胎盘剥离征象、新生儿健康状况，预防产后出血，做好产后 2 小时的观察。其中，阿普加（Apgar）评分用于判断有无新生儿窒息及窒息的严重程度，以出生后 1 分钟内的心率、呼吸、肌张力、喉反射及皮肤颜色 5 项体征为依据，评分异常者应在出生后 5 分钟再次评分。针对分娩期疼痛，镇痛方法可分为非药物分娩镇痛法和药物分娩镇痛法。目前世界卫生组织（WHO）及提高产科服务质量联盟（CIMS）提倡非药物的镇痛，为孕产妇提供人文关怀与护理。

## 二、本章习题

（一）**单选题**（每道试题只有一个正确答案）

【A1 型题】

1. 最主要的产力是

    A. 子宫收缩力          B. 腹肌收缩力

    C. 膈肌收缩力          D. 肛提肌收缩力

    E. 胎头压迫力

2. 贯穿于分娩全过程的动作是

A. 衔接　　　　　　　　　　　　B. 下降

C. 俯屈　　　　　　　　　　　　D. 内旋转

E. 外旋转

3. 经阴道分娩,给予会阴保护的时间是

A. 宫口开全时　　　　　　　　　B. 胎膜破裂后

C. 宫缩间歇期　　　　　　　　　D. 胎头拨露

E. 胎头着冠

4. 分娩即将开始比较可靠的征象是

A. 规律且逐渐增强的子宫收缩　　B. 不规律的子宫收缩

C. 胎儿下降感　　　　　　　　　D. 孕妇轻松感

E. 见红

5. 足月妊娠,胎儿双顶径的平均值约为

A. 8.5cm　　　　　　　　　　　B. 9.3cm

C. 11.3cm　　　　　　　　　　 D. 12.3cm

E. 13.5cm

6. 分娩过程中,判断胎先露下降的标志是

A. 骶岬　　　　　　　　　　　　B. 耻骨弓

C. 坐骨棘平面　　　　　　　　　D. 骶尾关节

E. 坐骨结节平面

【A2 型题】

7. 某女,30 岁,初产妇,现孕 $38^{+5}$ 周。因"阵发性腹痛 3 小时"入院,诊断为临产。一般情况下,该产妇子宫颈口的变化是

A. 宫颈管消失与宫口扩张同时进行

B. 宫颈管不消失,宫口直接扩张

C. 宫颈管先消失,宫口后扩张

D. 宫口先扩张,宫颈管后消失

E. 宫口不扩张,宫颈管不消失

8. 某女,28 岁,$G_1P_0$,足月临产。咨询有关产力的相关知识。第二产程娩出胎儿时重要的辅助力量是

A. 骨膈肌收缩力　　　　　　　　B. 肛提肌收缩力

C. 子宫收缩力　　　　　　　　　D. 腰肌收缩力

E. 腹壁肌及膈肌收缩力

9. 某女,30 岁,初产妇。目前规律宫缩 2 小时,咨询第一产程潜伏期时间。一般情况下,潜伏期时间不超过

A. 20 小时　　　　　　　　　　 B. 16 小时

C. 14 小时　　　　　　　　　　 D. 10 小时

E. 6 小时

10. 某女,36 岁,$G_2P_1$,足月临产。关于胎心监测,正确的方法是

A. 潜伏期每 3~4 小时听 1 次　　　　　B. 活跃期 5~10 分钟听 1 次

C. 在宫缩时听胎心　　　　　　　　　D. 在宫缩间歇期听胎心

E. 每次听胎心时间 10 秒

11. 某女,27 岁,$G_1P_0$。因"孕 $39^{+2}$ 周,规律性腹痛 6 小时"入院。产科检查:胎心 138 次 /min,宫口开大 6cm,胎膜自然破裂。此时该产妇的护理措施,下列描述正确的是

A. 让产妇沐浴　　　　　　　　　　　B. 立即听胎心

C. 温肥皂水灌肠　　　　　　　　　　D. 让产妇自由活动

E. 每 2 小时观察 1 次宫缩

12. 某女,28 岁,$G_1P_0$。已规律宫缩 10 小时,主诉有排便感,肛查:宫口开大 10cm,胎先露:$S^{+1}$。此时护理措施正确的是

A. 不告诉产妇及家属产程的进展,以免增加产妇及家属的紧张感

B. 指导产妇在宫缩间歇期用力屏气

C. 鼓励产妇进流质或半流质饮食

D. 每隔 30 分钟听一次胎心

E. 不鼓励家属参与陪产

13. 某女,33 岁,$G_1P_0$,临产 4 小时入院。产科检查:宫缩持续 30 秒,间歇 5min/ 次,胎心 144 次 /min,宫口开大 2cm,胎膜未破裂,头先露在坐骨棘水平。此时该产妇的护理措施,恰当的是

A. 宫缩时测量血压　　　　　　　　　B. 鼓励产妇大量进食

C. 让产妇绝对卧床休息　　　　　　　D. 指导产妇每小时排尿

E. 宫缩间歇时听胎心

【A3/A4 型题】

14. 某女,34 岁,$G_2P_1$。现孕 $39^{+1}$ 周,规律宫缩 4 小时入院。该产妇 6 年前曾足月自然分娩 1 个男婴。产科检查:宫缩持续 40 秒,间歇 3min/ 次。胎位 ROA,胎心音 148 次 /min,宫口开大 6cm,胎膜未破。

(1) 该产妇目前所处的产程是

A. 临产　　　　　　　　　　　　　　B. 第一产程潜伏期

C. 第一产程活跃期　　　　　　　　　D. 第二产程

E. 第三产程

(2) 该产妇目前首选的护理措施是

A. 将产妇送分娩时做接产准备　　　　B. 观察羊水颜色、性状

C. 指导产妇屏气用力　　　　　　　　D. 消毒铺巾

E. 人工破膜

15. 某女,28 岁,$G_1P_0$。现孕 $37^{+5}$ 周,规律宫缩 7 小时入院。2.5 小时后,该产妇主诉腹部、腰骶部疼痛感加重,有排便感。产科检查:宫缩持续 50 秒,间歇 2~3min/ 次,宫口开大 10cm,胎方位 LOA,胎先露:$S^{+3}$。

(1) 该产妇目前所处的产程是

A. 临产　　　　　　　　　　　　　　B. 第一产程潜伏期

C. 第一产程活跃期　　　　　　　　　D. 第二产程

E. 第三产程

(2) 此时, 首先应考虑

A. 指导产妇屏气用力的方法　　　　　B. 进餐保持体力

C. 保护会阴　　　　　　　　　　　　D. 处理脐带

E. 助产

(3) 此时, 监测胎心的间隔时间是

A. 25~30 分钟　　　　　　　　　　　B. 20~25 分钟

C. 15~20 分钟　　　　　　　　　　　D. 10~15 分钟

E. 5~10 分钟

(二) **多选题**(每道试题有两个或两个以上正确答案)

1. 新生儿阿普加评分的项目包括

A. 心率　　　　　　　　　　　　　　B. 呼吸

C. 体温　　　　　　　　　　　　　　D. 肌张力

E. 喉反射

2. 关于第一产程的一般护理, 下列描述正确的是

A. 若初产妇宫口近开全或经产妇宫口已扩张至 4cm 时, 应进产房准备接生

B. 宫缩时, 鼓励产妇少量多次进食高热量易消化的流质或半流质食物

C. 及时帮助产妇擦汗, 更衣及保持床单位整洁

D. 每隔 1~2 小时测量血压 1 次

E. 鼓励产妇每 2~4 小时排尿 1 次

(三) **名词解释**

1. 分娩

2. 产力

3. 分娩机制

4. 胎头着冠

(四) **简答题**

1. 简述影响分娩的因素。

2. 简述临产开始的标志。

3. 简述胎盘剥离的征象。

4. 简述产后 2 小时产房观察的内容。

(五) **论述题**

某女, 31 岁, $G_1P_1$, 现孕 $39^{+2}$ 周, 平素月经规律。因"见红 5 小时, 下腹部阵发性腹痛 4 小时"入院。检查: 生命体征平稳, 胎心 150 次 /min, 宫缩持续 30~40 秒, 间歇 4~5min/ 次, 胎方位 LOA, 胎先露: $S^{-2}$, 宫颈管已消失, 宫口开大 2cm。其他未见异常。

根据以上资料, 请回答:

(1) 该产妇此时所处的产程分期。

(2) 该类产妇此时应采取的对症护理。

## 三、习题解析

### (一) 单选题

1. 答案：A

解析：子宫收缩力(简称宫缩)是临产后的主要产力,贯穿于分娩的全过程。

2. 答案：B

解析：胎头沿骨盆轴前进的动作称下降。下降贯穿于分娩的全过程,与其他动作相伴随。

3. 答案：D

解析：当胎头拨露使阴唇后联合紧张时,即开始用右手适度保护会阴。

4. 答案：E

解析：在临产前 24~48 小时,因胎先露下降压迫子宫颈使宫颈内口附近的胎膜与该处的子宫壁分离,毛细血管破裂致少量出血,与宫颈管内的黏液栓混合经阴道排出,称见红。它是分娩即将开始比较可靠的征象。

5. 答案：B

解析：双顶径为两侧顶骨隆突间的距离,是胎头最大横径,足月胎儿平均值约为9.3cm。

6. 答案：C

解析：随着宫缩和宫颈的扩张,胎儿先露部也逐渐下降。坐骨棘平面是判断胎头高低的标志。

7. 答案：C

解析：初产妇通常是先宫颈管消失,随后宫口扩张。

8. 答案：E

解析：腹壁肌及膈肌收缩力(简称腹压)是第二产程娩出胎儿的重要辅助力量。

9. 答案：A

解析：第一产程潜伏期宫口扩张较慢,初产妇一般不超过 20 小时。

10. 答案：D

解析：潜伏期每 1~2 小时听胎心 1 次,活跃期 15~30 分钟听 1 次。每次听 1 分钟。于宫缩间隙期时听胎心。

11. 答案：B

解析：一旦破膜,应立即听胎心,同时注意观察羊水性状、颜色、量,并记录破膜时间。

12. 答案：C

解析：宫口开大 10cm,进入第二产程应鼓励产妇进食流质或半流质以保持足够的体力和精力。医护人员应该及时告知产妇及家属产程进展情况,增加产妇对阴道分娩的信心。宫口开全后,产妇有排便感时,应指导产妇屏气,宫缩间歇时,嘱产妇全身肌肉放松休息。鼓励家庭陪伴分娩。第二产程应勤听胎心,间隔 5~10min/ 次。

13. 答案：E

解析：在宫缩间歇时测量血压。在宫缩间隙期,鼓励产妇少量多次进食高热量易消化的流质或半流质食物,以保持足够的精力和体力。若产妇宫缩不强且胎膜未破,可在病室内适当活动。鼓励产妇每2~4小时排尿1次。

14.(1) 答案:C

解析：规律宫缩且宫口开大4~6cm即进入活跃期。

(2) 答案：A

解析：经产妇宫口扩张4cm且宫缩规则有力时,应将产妇送至分娩床做好接生准备工作。

15.(1) 答案:D

解析：宫口已开全,腹部、腰骶部疼痛感加重,有排便感,胎先露:$S^{+3}$。

(2) 答案：A

解析：宫口开全后,在产妇状态良好的情况下,指导产妇在有排便感时,先吸气再屏气,然后向下用力,从而更有效地利用好腹压。

(3) 答案：E

解析：第二产程宫缩频而强,勤听胎心,通常5~10分钟一次。

## (二) 多选题

1. 答案：ABDE

解析：阿普加评分法用于判断有无新生儿窒息及窒息的严重程度,是以出生后1分钟内的心率、呼吸、肌张力、喉反射及皮肤颜色5项体征为依据。

2. 答案：ACE

解析：宫缩间隙期,鼓励产妇少量多次进食高热量、易消化的流质或半流质食物。每隔4~6小时测量血压一次。

## (三) 名词解释

1. 分娩：妊娠满28周(196日)及以后胎儿及其附属物从临产开始至全部从母体娩出的过程。

2. 产力：将胎儿及其附属物从子宫内逼出的力量。

3. 分娩机制：胎儿先露部在通过产道时,为适应骨盆各平面的不同形态,被动地进行一系列适应性转动,以其最小径线通过产道的全过程。

4. 胎头着冠：当胎头双顶径越过骨盆出口,宫缩间歇时胎头不再回缩。

## (四) 简答题

1. 影响分娩的因素有产力、产道、胎儿及产妇的精神心理因素。产力主要包括子宫收缩力、腹壁肌及膈肌收缩力和肛提肌收缩力。临产后的正常子宫收缩力具有节律性、对称性和极性、缩复作用几大特点；产道分骨产道与软产道两部分；胎儿能否顺利通过产道,取决于胎儿大小、胎位、胎儿有无发育异常等因素；除了产力、产道和胎儿之外,精神心理也是十分重要的因素。

2. 临产开始的标志为有规律且逐渐增强的子宫收缩,持续30秒或以上,间歇5~6分钟,同时伴有进行性的宫颈管消失、宫口扩张和胎先露下降。

3. ①子宫底收缩变硬呈球形,子宫下段被扩张,子宫体被向上推移,宫底升高达脐上；②剥离的胎盘降至子宫下段，阴道口外露的一段脐带自行延长；③阴道少量流血；④用手掌尺侧在产妇耻骨联合上方轻压子宫下段时，子宫体上升而外露的脐带不再回缩。

4. 胎盘娩出后，产妇应留在产房观察 2 小时，注意监测血压、脉搏、子宫收缩、宫底高度、膀胱充盈情况、阴道流血量、会阴、阴道有无血肿等情况。

**（五）论述题**

（1）该产妇此时所处的产程分期：第一产程，潜伏期。

（2）观察产程：①子宫收缩：将手掌平放于产妇腹壁上，宫缩时感觉宫体部隆起变硬，间隙期松弛变软，以观察宫缩的持续时间、间隔时间、强度及其规律性。一般每隔 1~2 小时观察 1 次，连续 3 次宫缩并予以记录；也可用电子胎儿监护仪描记出宫缩曲线。②胎心：常用听诊器、超声多普勒胎心仪或者电子胎儿监护仪于宫缩间隙期时听胎心。潜伏期每 1~2 小时听一次，每次听 1 分钟，注意胎心的频率、节律和心音强弱。若胎心率超过 160 次 /min 或低于 110 次 /min，或节律不规则，提示胎儿宫内窘迫。应立即给产妇吸氧，取左侧卧位，并报告医生及时处理。③宫口扩张及胎先露下降：通过阴道检查判断宫口扩张及胎头下降情况，检查后描绘产程图，记录宫口扩张曲线和胎头下降曲线，观察产程进展，指导产程的处理。④胎膜破裂：一旦胎膜破裂，应立即听取胎心、同时注意观察羊水性状、颜色、量，并记录破膜时间。

疼痛护理：鼓励产妇下床活动，采用舒适体位，用音乐、图片、谈话等方法分散产妇对分娩阵痛的注意力，也可用按摩、淋浴、热敷等方法减轻疼痛。有条件的医院可进行家属陪伴分娩、导乐分娩、水中分娩，提供家庭化分娩室等。

（方　洁）

# 第六章 | 产褥期母婴的护理

## 一、本章小结

产褥期是指从胎盘娩出至产妇全身各器官(除乳腺外)恢复至正常未孕状态所需要的一段时期,一般为6周。产褥期内产妇全身各系统发生较大的生理变化,其中生殖系统变化最明显。伴随着新生儿的出生,产妇及其家庭也经历着心理和社会的适应过程。产妇在产褥期的变化属于生理范畴,以护理为主,治疗为辅。护理重点包括一般护理和对症护理。正常新生儿是指正常足月新生儿,即胎龄≥37周、<42周,出生体重≥2 500g、<4 000g,无畸形或疾病的活产新生儿。正常新生儿有其生理特点及行为特征。护理人员应及时对新生儿进行身体评估,护理重点为脐部护理。产妇以自身乳汁哺育婴儿的喂养方式称为母乳喂养。母乳喂养有很多优点。婴儿在最初6个月内应该给予纯母乳喂养,6个月以后逐渐添加辅食,母乳喂养时间可持续至2岁或者更长时间。乳汁的分泌主要是妇女产后激素生理性改变引起,其质和量还与产妇营养、睡眠、情绪和健康状况密切相关。护理人员应帮助产妇在产后1小时内开始母乳喂养,并实施24小时母婴同室。鼓励早吸吮,按需哺乳。指导产妇选择舒适的哺乳姿势,使婴儿正确含接乳头。一般每次20~30分钟。注意乳房胀痛和乳头皲裂的预防和护理。

## 二、本章习题

(一) **单选题**(每道试题只有一个正确答案)

【A1 型题】

1. 分娩时轻度会阴撕裂后伤口缝合,其愈合的时间,下列描述最恰当的是
   A. 产后 1~2 日
   B. 产后 2~3 日
   C. 产后 3~5 日
   D. 产后 5~6 日
   E. 产后 6~7 日

2. 产褥期妇女心理调适过程中,压抑情绪通常发生在
   A. 依赖期
   B. 依赖 - 独立期
   C. 抑郁期
   D. 独立期
   E. 兴奋期

3. 关于产褥期妇女的临床表现,下述描述正确的是
   A. 正常情况下,血性恶露持续时间为产后 4~14 日
   B. 产后 24 小时体温略升高,但不超过 39℃ 为正常

C. 产后宫缩痛一般在产后 3~4 日出现

D. 产后呼吸深慢，14~16 次 /min

E. 产妇脉搏 70~80 次 /min

4. 关于产褥期妇女的健康指导，下列描述正确的是

A. 行会阴切开术或剖宫产的产妇，可适当延迟下床活动时间

B. 多吃鸡蛋、鱼汤等高蛋白食物，不能吃蔬菜类

C. 产后一个月内应卧床休息，禁止下地活动

D. 产后 6 小时内应鼓励产妇排尿

E. 哺乳期无月经来潮，不必避孕

5. 关于产褥期妇女禁止性生活的时间，下列描述正确的是

A. 8 周内　　　　　　　　　　　　B. 7 周内

C. 6 周内　　　　　　　　　　　　D. 5 周内

E. 4 周内

6. 正常产后复查的时间是

A. 产后 6 周　　　　　　　　　　　B. 产后 5 周

C. 产后 4 周　　　　　　　　　　　D. 产后 3 周

E. 产后 2 周

7. 关于正常新生儿脐带脱落的时间，下列描述正确的是

A. 出生后 1~3 日　　　　　　　　　B. 出生后 3~7 日

C. 出生后 5~8 日　　　　　　　　　D. 出生后 7~10 日

E. 出生后 10~14 日

8. 关于新生儿常见的生理状态，下列描述正确的是

A. 出生后 4~6 日体重下降

B. 出生后 4~5 日出现生理性黄疸

C. 生理性体重下降范围一般不超过出生体重的 5%

D. 生理性黄疸持续 3~5 日消退，最迟不超过 1 周

E. 男女新生儿出生后 4~7 日可有乳腺增大，蚕豆或者核桃大小

【A2 型题】

9. 新生儿，女，出生时阿普加评分 10 分，日龄 5 日。今日查体时发现其阴道有白带及少量血性分泌物，这种现象是

A. 出生时阴道损伤　　　　　　　　B. 阴道感染

C. 假月经　　　　　　　　　　　　D. 肿瘤

E. 月经

10. 某女，30 岁，于今日经阴道顺产一女婴，在产后立即指导哺乳的措施中，下列描述正确的是

A. 新生儿可自行处理被堵塞鼻孔　　B. 严格按照一定的间隔时间哺乳

C. 哺乳毕竖抱拍背，以防溢奶　　　D. 若乳汁不够，加配方乳

E. 两次哺乳间可添加糖水

11. 某女，顺产后 3 日，母乳喂养，乳汁分泌量少，护士介绍促进乳汁分泌的措施，下列描述正确的是

    A. 增加吸吮次数                 B. 限制哺乳时间

    C. 多摄入新鲜蔬菜              D. 乳房胀时再哺乳

    E. 鼓励下床多活动

【A3/A4 型题】

12. 某女，33 岁，经产妇，经阴道顺产后 1 日。诉说哺乳时下腹阵发性轻微疼痛。检查：体温 36.4℃，子宫硬，宫底脐下 1 指，阴道流血量同月经量。

(1) 关于该产妇下腹疼痛，下列描述正确的是

    A. 产时使用缩宫素导致        B. 子宫复旧不良

    C. 有感染发生                D. 产后宫缩痛

    E. 便秘

(2) 针对该产妇下腹疼痛护士进行指导，下列描述正确的是

    A. 持续 2~3 日自然消失       B. 需要进一步检查治疗

    C. 与哺乳没有关系           D. 常规用止痛药

    E. 应暂停哺乳

(二) **多选题**（每道试题有两个或两个以上正确答案）

1. 关于产褥期妇女的会阴护理，下列描述正确的是

    A. 每日会阴擦洗 2~3 次

    B. 保持会阴清洁干燥

    C. 会阴水肿严重者，可用 75% 硫酸镁湿热敷

    D. 会阴部有较大血肿，应配合医生切开引流

    E. 若切口感染，可提前拆线并定时换药

2. 关于恶露，下列描述正确的是

    A. 分为血性恶露、浆液性恶露和白色恶露

    B. 三种类型的恶露只有颜色不同

    C. 正常恶露有血腥味，无臭味

    D. 总量为 300~550ml

    E. 恶露持续 7~8 周

(三) **名词解释**

1. 产褥期

2. 正常新生儿

(四) **简答题**

1. 简述产褥期妇女子宫复旧的主要表现。

2. 简述产褥期妇女的生命体征特点。

3. 简述婴儿正确含接乳头的判断方法。

(五) **论述题**

某女，28 岁，$G_2P_0$，平素月经规则。经阴道顺产后 3 日，母乳喂养。产妇自述乳房胀

痛,检查:T 36.3℃,按压宫底,阴道有血液流出,色红,血腥味,血常规及其他未见异常。

根据以上资料,请回答:

(1) 该类产妇正常恶露特点及当前恶露的诊断。

(2) 该类产妇乳房胀痛的指导方法及预防措施。

## 三、习题解析

### (一) 单选题

1. 答案:C

解析:轻度会阴撕裂或会阴切开缝合伤口,多于产后3~5日内愈合。

2. 答案:B

解析:产后依赖 - 独立期较容易产生压抑。

3. 答案:D

解析:血性恶露持续时间为产后1~3日;产后24小时体温略升高,但不超过38℃为正常;产后宫缩痛一般在产后1~2日出现;产妇脉搏略缓慢,60~70次/min。

4. 答案:A

解析:产后应及早下床活动,产后6~12小时下床轻微活动,产后24小时可在室内自由走动;产后4小时内应鼓励产妇排尿。

5. 答案:C

解析:产褥期6周内禁止性生活。

6. 答案:A

解析:产后42日进行产后复查,即产后6周。

7. 答案:B

解析:正常新生儿脐带一般于出生后3~7日脱落。

8. 答案:E

解析:新生儿出生后2~4日体重下降,范围一般不超过出生体重的10%,4日后开始回升,7~10日恢复到出生时水平,称生理性体重下降;出生后2~3日出现生理性黄疸,持续4~10日消退,最迟不超过2周。

9. 答案:C

解析:部分女婴出生后5~7日,阴道可有少量血性分泌物,称为假月经,持续1周自然消失。

10. 答案:C

解析:纯母乳喂养不加糖水;哺乳时注意,避免乳房堵住新生儿鼻孔;乳汁不够,尽量让新生儿吸吮刺激泌乳;应按需哺乳。

11. 答案:A

解析:应该通过新生儿吸吮来刺激泌乳。

12. (1) 答案:D

解析:产褥早期因子宫收缩引起产妇下腹部阵发性疼痛,称为产后宫缩痛。产后宫缩痛一般在产后1~2日出现,经产妇比初产妇明显,因哺乳时反射性缩宫素分泌增多,宫缩加强使疼痛加重。

(2) 答案：A

解析：产后宫缩痛一般不需要处理，持续 2~3 日自然消失。如果疼痛难以忍受，可指导产妇进行呼吸和放松，必要时遵医嘱给予止痛药。

### (二) 多选题

1. 答案：ABDE

解析：产后会阴水肿严重者，可用 50% 硫酸镁湿热敷。缝合会阴切口。

2. 答案：AC

解析：三种类型的恶露其颜色、内容物及时间不同；总量为 250~500ml；恶露持续 4~6 周。

### (三) 名词解释

1. 产褥期是指从胎盘娩出至产妇全身各器官（除乳腺外）恢复至正常未孕状态所需要的一段时期，一般为 6 周。

2. 正常新生儿是指正常足月新生儿，即胎龄≥37 周、<42 周，出生体重≥2 500g、<4 000g，无畸形或疾病的活产新生儿。

### (四) 简答题

1. 胎盘娩出后，子宫逐渐恢复至未孕状态的过程称为子宫复旧，主要表现为子宫体肌纤维缩复、子宫内膜再生，同时还有子宫血管、子宫下段变化及子宫颈的复原。

2. ①体温：多数在正常范围内，可在产后最初 24 小时内略升高，一般不超过 38℃。产后 3~4 日可因泌乳热出现 37.8~39℃的体温升高，一般持续 4~16 小时。②脉搏：略缓慢，60~70 次/min，产后 1 周恢复正常。③呼吸：胸腹式呼吸，深慢，14~16 次/min。④血压在产褥期较平稳。

3. 婴儿紧贴母亲胸部、张大嘴巴、含住乳头及大部分乳晕，婴儿下唇比上唇可见更少乳晕、婴儿用鼻自由呼吸、母亲不感觉乳头疼痛、哺乳完毕后乳头没有被挤压。

### (五) 论述题

(1) 正常恶露有血腥味，无臭味，持续 4~6 周，总量为 250~500ml。因颜色、内容物及时间不同，恶露分为血性恶露、浆液性恶露及白色恶露。产后 1~3 日为血性恶露，呈红色，含大量血液、坏死蜕膜组织及少量胎膜。该产妇产后第 3 日，恶露红色，有血腥味，是正常现象。

(2) 该类产妇乳房胀痛的指导方法：①外敷乳房：哺乳前热敷乳房 3~5 分钟，两次哺乳间冷敷减轻胀痛。②按摩乳房：哺乳前按摩乳房，从乳房边缘向乳头中心按摩，促进乳腺管畅通。③佩戴合适乳罩：指导产妇佩戴合适的乳罩以扶托乳房，减少沉重感。④增加哺乳次数，哺乳时先吸吮胀痛严重的一侧，哺乳完毕后将多余乳汁挤出。必要时可用吸奶器将乳汁一次全部吸出，以减轻胀痛症状。

预防措施：乳房胀痛与不恰当的哺乳方法、延迟哺乳、限制哺乳次数、过早添加辅食及乳汁淤积有关。因此，应指导产妇正确的哺乳姿势、尽早吸吮、按需哺乳及哺乳后将剩余乳汁挤出，以预防乳房胀痛的发生。

（张海琴）

# 第七章 | 高危妊娠的管理

## 一、本章小结

高危妊娠是指孕妇、胎儿或两者在妊娠或分娩期间危及其健康的风险高于正常妊娠。具有高危妊娠因素的孕妇称高危孕妇。高危妊娠基本包括了所有的病理产科。首诊医疗机构应当对首次建册的孕产妇进行妊娠风险筛查，并进行妊娠风险评估分级。按照严重程度分为"绿（低风险）、黄（一般风险）、橙（较高风险）、红（高风险）、紫（传染病）"5级。应对高危妊娠孕妇进行胎儿生长发育监测、胎儿安危的监测、胎盘功能监测、胎儿成熟度监测等方面的监护。处理和护理重点是产科的对症处理和护理。

胎儿窘迫是指胎儿在子宫内因急性或慢性缺氧，其健康和生命受到危及的综合症状。胎儿窘迫分为急性和慢性两种，急性常发生在分娩期，慢性多发生在妊娠晚期。急性胎儿窘迫临床表现有胎心率异常、羊水胎粪污染和胎动异常；慢性胎儿窘迫的重要表现是胎动减少。急性胎儿窘迫的治疗原则是找原因，改善缺氧，停缩宫素，纠正脱水及低血压；慢性胎儿窘迫的治疗原则是针对病因，视孕周、胎儿成熟度和窘迫严重程度决定处理。护理重点是一般护理和对症护理。

新生儿窒息是指新生儿出生后不能建立正常的自主呼吸而导致低氧血症、高碳酸血症及全身多脏器损伤。根据新生儿窒息程度，分为轻度窒息和重度窒息。1分钟的阿普加评分为 4~7 分，伴脐动脉血 pH<7.20，为轻度窒息，又称为青紫窒息；1分钟的阿普加评分为 0~3 分，伴脐动脉血 pH<7.00，为重度窒息，又称为苍白窒息。治疗原则为尽早预防、早期预测、及时复苏以及复苏后的密切评估和监测，注意维持内环境稳定，控制惊厥，治疗脑水肿。护理重点为复苏后继续加强新生儿护理、维持适宜的温度与营养摄入。

## 二、本章习题

**（一）单选题**（每道试题只有一个正确答案）

**【A1 型题】**

1. 下列属于高危妊娠的是

    A. 第三胎妊娠                B. 孕妇体重指数 24

    C. 孕妇身高 150cm          D. 妊娠 30 周

    E. 初孕妇 36 岁

2. 下列属于胎盘功能监测的项目是
    A. 胎儿心电图监测
    B. 测尿雌三醇值
    C. 电子胎心监护
    D. 推算胎龄
    E. 胎心听诊

3. 羊水检测卵磷脂/鞘磷脂比值，提示胎儿肺成熟的比值是
    A. ≥1
    B. ≥1.25
    C. ≥1.5
    D. ≥1.75
    E. ≥2

4. 如采用电子胎心监测胎儿安危，下列指标提示存在胎儿缺氧的是
    A. 宫缩时胎心率增加≥15次/min，持续时间≥15秒
    B. 胎心率基线变异的摆动频率≥6次/min
    C. 胎心率110~160次/min
    D. 晚期减速
    E. 早期减速

5. 孕妇自我评价胎儿宫内状况，简便经济有效的方法是
    A. 胎心听诊
    B. 胎动计数
    C. 尿 $E_3$ 测定
    D. 无应激试验
    E. 胎儿心电图监测

6. 急性胎儿窘迫最明显的临床征象是
    A. 胎动次数增加
    B. 胎动次数减少
    C. 产妇脉搏增快
    D. 胎心率的改变
    E. 羊水胎粪污染

7. 关于新生儿窒息，下述描述正确的是
    A. 产程中产妇应用麻醉剂过量，不会引起新生儿窒息
    B. 出生后1分钟阿普加评分5分，为重度窒息
    C. 胎儿出生后5分钟评分决定着新生儿的预后
    D. 胎儿窘迫出生后一定发生新生儿窒息
    E. 轻度窒息又称为苍白窒息

8. 关于新生儿窒息的护理，下述描述正确的是
    A. 用吸引球或吸痰管吸净口、咽、鼻黏液，先口后鼻
    B. 胸外按压与正压通气同时进行时，比例为2:1
    C. 胸外按压的深度是胸廓前后径的1/4
    D. 胸外按压时给氧浓度为75%
    E. 设置产房温度为22~24℃

9. 新生儿窒息首选的复苏措施是
    A. 纠正酸中毒
    B. 清理呼吸道
    C. 用扩容剂
    D. 胸外按压
    E. 给氧

10. 某女,30 岁,$G_2P_1$,住院待产 12 小时后,查体:宫口开全,胎膜破裂,羊水 I 度污染,胎心 165 次/min,胎方位 ROA,胎先露:$S^{+2}$。其他未见异常。关于此时的护理措施,下列描述正确的是

    A. 准备阴道助产,尽快结束分娩    B. 给予吸氧、观察

    C. 等待自然分娩    D. 准备剖宫产

    E. 静点缩宫素

**【A3/A4 型题】**

11. 某女,26 岁,$G_2P_0$,40 周妊娠临产期间,出现胎心率 168 次/min,宫口开 8cm。其他未见异常。

(1) 该产妇当前最可能的诊断是

    A. 正常表现    B. 心动过速

    C. 急性胎儿窘迫    D. 慢性胎儿窘迫

    E. 新生儿窒息

(2) 此时,针对该产妇正确的护理措施是

    A. 立即行负压吸引术助产结束分娩    B. 开通静脉通道,补足血容量

    C. 立即行产钳术助产结束分娩    D. 准备立即剖宫产

    E. 左侧卧位,吸氧

**(二) 多选题**(每道试题有两个或两个以上正确答案)

某女,33 岁,妊娠 40 周临产,因第二产程延长行产钳术助娩一男婴。新生儿出生后阿普加评分 6 分。经复苏后继续监护,对该新生儿复苏后的护理措施,下列描述正确的是

    A. 保持呼吸道通畅,合理给氧    B. 按照正常新生儿进行护理

    C. 密切观察新生儿生命体征    D. 保持清洁,每天淋浴

    E. 应适当延迟哺乳

**(三) 名词解释**

1. 高危妊娠

2. 胎儿窘迫

3. 新生儿窒息

**(四) 简答题**

1. 简述高危妊娠的范畴。

2. 简述羊水胎粪污染的分度。

3. 新生儿窒息的治疗原则。

# 三、习题解析

## (一) 单选题

1. 答案:E

解析:初次妊娠年龄≥35 岁或≤18 岁,身高≤145cm,体重指数>25 或<18.5,属于高危

妊娠范畴。

2. 答案：B

解析：测尿雌三醇值是对胎盘功能的监测。

3. 答案：E

解析：抽取羊水检测卵磷脂 / 鞘磷脂比值≥2，提示胎儿肺成熟。

4. 答案：D

解析：晚期减速提示胎盘功能不良、胎儿有宫内缺氧。

5. 答案：B

解析：胎动计数是孕妇自我评价胎儿宫内状况的简便经济的有效方法。妊娠 28 周后，若胎动计数≥10 次 /2h 为正常，<10 次 /2h 或减少 50% 者提示胎儿缺氧可能。

6. 答案：D

解析：胎心率的改变是急性胎儿窘迫最明显的临床征象。缺氧早期，胎心率加快，>160 次 /min。缺氧严重时，胎心率减慢，<110 次 /min。

7. 答案：C

解析：分娩过程中近胎儿娩出时使用麻醉剂、镇静剂，导致新生儿呼吸中枢受到抑制，可引起新生儿窒息；胎儿宫内缺氧，若未在出生前纠正，出生后即表现为新生儿窒息；出生后 1 分钟阿普加评分为 4~7 分，伴脐动脉血 pH<7.20。为轻度窒息，又称为青紫窒息。

8. 答案：A

解析：胸外按压与正压通气二者同时进行时，比例为 3：1，即每 2 秒有 3 次胸外按压和 1 次正压通气，达到每分钟约 120 个动作。设置产房温度为 24~26℃。胸外按压时给氧浓度要提高至 100%。胸外按压的深度为胸廓前后径的 1/3。

9. 答案：B

解析：新生儿窒息复苏，应先通畅气道，吸净口、咽、鼻腔内黏液，即清理呼吸道。

10. 答案：A

解析：分娩中发生急性胎儿窘迫，胎头双顶径已达坐骨棘平面以下，应尽快结束分娩。

11.（1）答案：C

解析：急性胎儿窘迫多发生于分娩期。胎心率的改变是急性胎儿窘迫最明显的临床征象。缺氧早期，胎心率加快，>160 次 /min。缺氧严重时，胎心率减慢，<110 次 /min。

（2）答案：E

解析：若胎头双顶径已达坐骨棘平面以下，考虑采用助产方法尽快结束分娩。该产妇没有血容量减少而需要补足情况。

## （二）多选题

答案：ACE

解析：新生儿窒息复苏后的护理措施包括：①加强新生儿护理：保持呼吸道通畅，合理给氧，密切观察新生儿面色、呼吸、心率、体温，预防感染，做好重症记录。②维持适宜的温度：使新生儿新陈代谢及耗氧量最低，以利于患儿复苏。③营养摄入：窒息新生儿复苏后应延迟哺乳,以防吸入性肺炎,应给予静脉补液补充营养。

### (三) 名词解释

1. 高危妊娠是指孕妇、胎儿或两者在妊娠或分娩期间危及其健康的风险高于正常妊娠。

2. 胎儿窘迫是指胎儿在子宫内因急性或慢性缺氧,导致其健康和生命受到威胁的综合症状。

3. 新生儿窒息是指新生儿出生后不能建立正常的自主呼吸,导致低氧血症、高碳酸血症及全身多脏器损伤。

### (四) 简答题

1. 主要因素有:①基本情况:初次妊娠年龄≥35岁或≤18岁,身高≤145cm 或对生育可能有影响的躯体残疾,体重指数>25 或<18.5,Rh 血型阴性。②异常妊娠及分娩史。③妇产科疾病及手术史。④家族史。⑤妊娠合并症及并发症。⑥其他:如妊娠早期接触大量放射线或化学性毒物,服用对胎儿有影响的药物,孕产妇职业稳定性差、收入低、居住环境差,有吸烟、吸毒、酗酒等不良嗜好等。

2. 羊水胎粪污染分3度:Ⅰ度浅绿色;Ⅱ度黄绿色、浑浊;Ⅲ度稠厚、呈棕黄色。

3. ①尽早预防:积极预防及治疗孕产妇相关疾病。②早期预测:估计胎儿娩出后有窒息危险时,应充分做好准备工作,包括人员、仪器、物品等。③及时复苏:快速评估新生儿后,按照初步复苏、正压通气、胸外按压、药物治疗等流程进行复苏。评价和保温贯穿于整个复苏过程。④复苏后处理:评估和监测呼吸、心率、血压、尿量、肤色、经皮氧饱和度及窒息所致的神经系统症状等,注意维持内环境稳定,控制惊厥,治疗脑水肿。

(张海琴)

# 第八章 | 妊娠期并发症妇女的护理

## 一、本章小结

妊娠期并发症包括自然流产、异位妊娠、妊娠期高血压疾病、早产、妊娠期肝内胆汁淤积症等。自然流产为妊娠不足 28 周、胎儿体重不足 1 000g 而自行终止者。一般有 4 种类型：先兆流产、难免流产、不全流产、完全流产；还有 3 种特殊情况：稽留流产、复发性流产、流产合并感染。主要表现为停经后阴道流血和腹痛，不同流产类型表现不同，相应的治疗原则亦不同。先兆流产治疗原则是卧床休息、禁止性生活，减少刺激，注意避免盲目保胎；难免流产、不全流产、稽留流产，一旦确诊，应及时清除宫内组织，稽留流产要特别注意凝血功能情况；完全流产，一般不需特殊处理；复发性流产，以预防为主。护理重点是对症护理。异位妊娠是指受精卵在子宫体腔以外着床发育。输卵管妊娠约占 95%，主要病因为输卵管炎症。输卵管妊娠有输卵管妊娠流产、输卵管妊娠破裂、陈旧性异位妊娠、继发性腹腔妊娠和输卵管妊娠胚胎停止发育并吸收这五种病理结局。临床表现有停经、腹痛、阴道流血、晕厥及休克、腹部包块、宫颈抬举痛或摇摆痛等。人绒毛膜促性腺激素（hCG）测定、B 超检查是诊断的主要方法。阴道后穹隆穿刺是简单可靠的诊断方法，适用于疑有腹腔内出血的患者。治疗原则包括药物治疗和手术治疗。护理重点是对症护理。妊娠期高血压疾病是妊娠与血压升高并存的一组疾病，包括妊娠期高血压、子痫前期、子痫、慢性高血压并发子痫前期及妊娠合并慢性高血压。发病原因尚不明确，但存在多种高危因素。基本病理变化是全身小血管痉挛。临床表现主要为高血压，可伴有水肿，较重时出现蛋白尿，严重时可有头痛、眼花、腹部不适等自觉症状，甚至发生抽搐，即子痫。治疗原则主要为降压、解痉、镇静等；密切监测母胎情况；适时终止妊娠是最有效的处理措施。解痉首选药物是硫酸镁。护理重点是用药护理和子痫患者的护理。早产是指妊娠满 28 周至不足 37 周期间分娩者，分为胎膜完整早产、胎膜早破早产和治疗性早产。早产分为先兆早产与早产临产两个阶段。治疗原则上，胎膜完整、母胎情况允许，尽量保胎至 34 周；胎膜已破，应尽可能预防新生儿并发症，提高早产儿存活率。护理重点是对症护理。妊娠期肝内胆汁淤积症是妊娠期出现的以孕妇皮肤瘙痒及黄疸为特点的特发性疾病，有明显的地域和种族差异。空腹血清总胆酸≥10μmol/L 伴皮肤瘙痒是诊断的主要依据。治疗要点为缓解瘙痒症状，改善肝功能，降低血胆汁酸水平，延长孕周，改善妊娠结局。护理重点是对症护理。

## 二、本章习题

（一）单选题（每道试题只有一个正确答案）

【A1 型题】

1. 关于难免流产的临床表现，下列描述正确的是
   - A. 阴道出血量逐渐减少
   - B. 子宫颈口已扩张
   - C. 有组织排出
   - D. 腹痛缓解
   - E. hCG（−）

2. 早期自然流产最常见的病因是
   - A. 胚胎染色体异常
   - B. 母儿血型不合
   - C. 宫颈内口松弛
   - D. 子宫畸形
   - E. 子宫肌瘤

3. 输卵管妊娠患者就诊的主要症状是
   - A. 停经
   - B. 腹痛
   - C. 阴道流血
   - D. 腹部包块
   - E. 晕厥与休克

4. 硫酸镁最早的中毒表现是
   - A. 膝反射减弱或消失
   - B. 全身肌张力减退
   - C. 心率减缓
   - D. 呼吸加快
   - E. 尿量增多

5. 妊娠高血压疾病基本的病理变化是
   - A. 体液渗漏
   - B. 血液浓缩
   - C. 肾脏缺血缺氧
   - D. 脑细胞缺血缺氧
   - E. 全身小血管痉挛

6. 先兆早产孕妇的主要临产表现是
   - A. 有规则或不规则宫缩
   - B. 规律宫缩 20 分钟≥4 次
   - C. 规律宫缩 60 分钟≥8 次
   - D. 宫颈扩张 1cm 以上
   - E. 宫颈展平≥80%

7. 为降低新生儿呼吸窘迫综合征的发生，下列可促胎肺成熟的药物是
   - A. 利托君
   - B. 硫酸镁
   - C. 抗生素
   - D. 地塞米松
   - E. 阿司匹林

8. 妊娠期肝内胆汁淤积症的首发症状是
   - A. 黄疸
   - B. 皮肤瘙痒
   - C. 尿量减少
   - D. 上腹不适
   - E. 恶心、呕吐

【A2 型题】

9. 某女，26 岁，$G_1P_0$，平素月经规则。因"停经 55 日、阴道流血伴下腹疼痛 1 日"入院

就诊,诊断为不全流产。关于该患者的护理措施,下列描述正确的是
　　A. 尽快清除宫内残留物　　　　　B. 绝对卧床休息以保胎
　　C. 孕激素口服　　　　　　　　　D. 硫酸镁静滴
　　E. 补充钙剂

10. 某女,36 岁,$G_1P_0$,孕 35 周。因"剧烈头痛,伴恶心 40 分钟,全身抽搐 1 分钟"急诊入院。查体:BP 180/125mmHg。该患者孕期产检血压高,其与家属未予重视,没有按照医嘱进行日常注意和按时产检。对该患者的护理措施,下列描述正确的是
　　A. 保持呼吸道通畅,给予吸氧　　B. 鼓励患者多与他人交流
　　C. 增加蛋白和脂肪摄入　　　　　D. 嘱患者多下床活动
　　E. 保持病房光线充足

【A3/A4 型题】
11. 某女,28 岁,$G_2P_0$,平素月经规则。因"停经 42 日,阴道少量流血 2 日"就诊。检查:子宫如孕 40 日大小,子宫颈口未开。测尿 hCG(+)。其他未见异常。
　　(1) 该患者最可能的临床诊断是
　　　　A. 先兆流产　　　　　　　　　B. 不全流产
　　　　C. 完全流产　　　　　　　　　D. 稽留流产
　　　　E. 流产合并感染
　　(2) 该患者的治疗原则,下列描述正确的是
　　　　A. 尽早排出宫内组织　　　　　B. 不需要特殊处理
　　　　C. 开通静脉通道　　　　　　　D. 减少刺激
　　　　E. 抗感染

12. 某女,30 岁,$G_2P_1$,平素月经规则。因"停经 47 日,右下腹撕裂样疼痛半小时"急诊入院。查体:T 36.4℃,BP 80/50mmHg,P 106 次 /min,R 24 次 /min。下腹部压痛、反跳痛,左侧附件区扪及包块。阴道后穹隆饱满、有触痛。尿 hCG(+)。
　　(1) 该患者最可能的临床诊断是
　　　　A. 先兆流产　　　　　　　　　B. 难免流产
　　　　C. 不全流产　　　　　　　　　D. 急性阑尾炎
　　　　E. 输卵管妊娠破裂
　　(2) 该患者当前最恰当的处理是
　　　　A. 做好剖腹探查术前准备　　　B. 给予镇痛剂治疗疼痛
　　　　C. 给予抗生素抗感染　　　　　D. 尽早清除宫内组织
　　　　E. 保胎治疗

13. 某女,40 岁,$G_2P_1$,平素月经规则。妊娠 34 周,因"头晕头痛 3 日"就诊。检查:BP 160/115mmHg,水肿(+),尿蛋白 1.0g/24h。
　　(1) 考虑该患者最可能的临床诊断是
　　　　A. 先兆早产　　　　　　　　　B. 不全流产
　　　　C. 先兆流产　　　　　　　　　D. 妊娠期高血压疾病
　　　　E. 输卵管妊娠破裂

（2）该患者首选的治疗药物是

  A.冬眠合剂        B.阿托品

  C.地西泮         D.硫酸镁

  E.速尿

（3）使用首选药物出现中毒现象时，应给予的解毒药物是

  A.地西泮         B.稀盐酸

  C.生理盐水        D.5%碳酸氢钠

  E.10% 葡萄糖酸钙

## （二）多选题（每道试题有两个或两个以上正确答案）

先兆早产的治疗，常用抑制宫缩的药物有

  A.利托君         B.沙丁胺醇

  C.硫酸镁         D.硝苯地平

  E.地塞米松

## （三）名词解释

1.异位妊娠

2.早产

3.复发性流产

## （四）简答题

1.简述输卵管妊娠腹痛的特点。

2.简述子痫患者的处理原则。

3.简述妊娠期高血压疾病的高危因素。

4.简述早产的预防措施。

## （五）论述题

1.某女，30岁，平素月经规律。婚后5年不孕，经治疗后妊娠。"停经43日，左下腹隐痛伴少量阴道流血1日"来院就诊，查体：T 36.5℃，P 88次/min，R 19次/min，BP 115/70mmHg，子宫比非孕时略大，右侧附件区有压痛。

根据以上资料，请回答：

（1）该患者最可能的临床诊断。

（2）该类患者目前的对症护理措施。

2.某女，36岁，$G_1P_0$，平素月经规则，既往体健。现妊娠$30^{+4}$周，孕期无规律产检。因"头痛、视物模糊3日"入院。查体：BP 165/105mmHg，尿蛋白（++），水肿（++）眼底检查动静脉比1:2，视网膜水肿。产科检查：宫底高度与孕周相符，ROA，胎心率150次/min。

根据以上资料，请回答：

（1）该患者当前最可能的临床诊断。

（2）该类患者的治疗原则。

（3）该类患者使用首选用药的用药注意事项。

## 三、习题解析

### (一) 单选题

1. 答案：B

解析：难免流产表现为阴道流血量增多，常超过月经量，阵发性腹痛加重，子宫颈口已扩张，但组织尚未排出。

2. 答案：A

解析：自然流产最常见的原因是染色体异常。早期自然流产中 50%~60% 是由于染色体异常导致。

3. 答案：B

解析：约 95% 的输卵管妊娠患者有腹痛症状，是患者就诊的主要症状。

4. 答案：A

解析：硫酸镁中毒首先表现为膝反射减弱或消失，随后可出现全身肌张力减退、呼吸肌麻痹，严重者心跳停止。

5. 答案：E

解析：妊娠高血压疾病基本的病理变化是全身小血管痉挛。

6. 答案：A

解析：先兆早产指有规则或不规则宫缩，伴宫颈管进行性缩短。早产临产指有规律宫缩（20 分钟≥4 次，或 60 分钟≥8 次），伴有宫颈进行性改变；宫颈扩张 1cm 以上；宫颈展平≥80%。

7. 答案：D

解析：对妊娠不足 35 周的早产者，遵医嘱予糖皮质激素如地塞米松、倍他米松促胎肺成熟，降低新生儿呼吸窘迫综合征的发生率。

8. 答案：B

解析：妊娠期肝内胆汁淤积症的首发症状是皮肤瘙痒，70% 以上的患者在妊娠晚期出现，少数在妊娠中期出现。

9. 答案：A

解析：不全流产者，妊娠不能继续，护理人员应做好终止妊娠准备，协助医生完成手术，及时清除宫腔内残留的妊娠产物。

10. 答案：A

解析：此患者是子痫患者，护理措施有：保持呼吸道通畅，立即给氧；置患者于单人暗室，保持绝对安静，避免声光刺激；治疗、护理集中操作、动作轻柔，防止诱发抽搐；指导患者进食富含蛋白质、维生素、铁、钙和锌等微量元素的食物，减少食盐和脂肪摄入等。

11. (1) 答案：A

解析：患者停经后出现少量阴道流血，子宫大小与停经周数相符，宫口未开，尿 hCG (+)，为先兆流产的临床特点。

(2) 答案：D

解析：先兆流产的治疗原则是卧床休息、禁止性生活，减少刺激，必要时给予对胎儿危害小的镇静剂，黄体功能不足者可给予黄体酮肌注保胎。应及时超声检查，了解胚胎发育情况，避免盲目保胎。

12.（1）答案：E

解析：该患者停经后出现急腹痛，阴道后穹隆饱满、有触痛，尿 hCG（+），符合输卵管妊娠破裂的临床表现。

（2）答案：A

解析：患者已出现休克征象，应在抗休克治疗的同时做好术前准备。

13.（1）答案：D

解析：该患者出现高血压、水肿及蛋白尿，尿蛋白≥0.3g/24h 且收缩压≥160mmHg、舒张压≥110mmHg，可诊断为妊娠期高血压疾病（重度子痫前期）。

（2）答案：D

解析：硫酸镁是子痫前期预防子痫的首选解痉药物。

（3）答案：E

解析：硫酸镁中毒时，应立即停药，并缓慢静脉推注（5~10 分钟）10% 葡萄糖酸钙 10ml。

## （二）多选题

答案：ABCD

解析：常用抑制宫缩的药物有 β 肾上腺素受体激动剂（利托君、沙丁胺醇等）、硫酸镁、钙通道阻滞剂（硝苯地平）和前列腺素合成酶抑制剂（吲哚美辛和阿司匹林等）。

## （三）名词解释

1. 异位妊娠是指受精卵在子宫体腔以外着床发育。

2. 早产是指妊娠满 28 周至不足 37 周期间分娩者。

3. 复发性流产是指与同一性伴侣连续发生 3 次或 3 次以上的自然流产。

## （四）简答题

1. 输卵管妊娠约 95% 的患者有腹痛症状，是患者就诊的主要症状。发生输卵管妊娠流产或破裂前，常有一侧下腹部隐痛或酸胀感。当发生流产或破裂时，患者突感一侧下腹撕裂样疼痛，常伴有恶心、呕吐。当血液积聚在子宫直肠陷凹时，可出现肛门坠胀感。病情继续发展，疼痛可向全腹扩散甚至出现肩胛部放射性疼痛及胸部疼痛。

2. ①控制抽搐：硫酸镁为首选药物；地西泮、苯妥英钠、冬眠合剂应酌情应用。②改善缺氧，纠正酸中毒：面罩和气囊吸氧，根据二氧化碳结合力及尿素氮值，给予适量 4% 碳酸氢钠纠正酸中毒。③适时终止妊娠：控制血压；抽搐控制后可考虑终止妊娠。

3. 有以下高危因素：孕妇年龄过小（<18 岁）或高龄（≥40 岁）；子痫前期病史；高血压、慢性肾炎、糖尿病；子痫前期家族史；多胎妊娠、首次怀孕、妊娠间隔时间≥10 年；初次产检 BMI≥35kg/m² 及孕早期收缩压≥130mmHg 或舒张压≥80mmHg 等。

4. 指导患者定期产检，积极治疗泌尿道、生殖道感染；多休息和睡眠，取左侧卧位以改善胎儿血氧供应；保持心情愉快；避免诱发宫缩的活动，如性生活、抬举重物；慎做肛查和阴查；宫颈功能不全者应在 12~14 周行宫颈环扎术。

## （五）论述题

1.（1）最可能的临床诊断是异位妊娠。

（2）目前的对症护理措施是：①生活指导：指导患者卧床休息，防止便秘，避免增加腹压，减少异位妊娠破裂的风险。②严密观察病情：密切观察生命体征及一般情况；重视腹痛变化，如是否突然加剧、有无肛门坠胀感；注意阴道流血的观察。③用药护理：注意观察药物疗效和毒副反应，发现异常情况及时汇报医生；对化疗药物引起的反应，按医嘱给予对症处理。④监测治疗效果：及时正确留取并送检血标本，监测治疗效果。

2.（1）最可能的临床诊断是妊娠期高血压疾病（重度子痫前期）。

（2）治疗原则主要为降压、解痉、镇静等；密切监测母胎情况；适时终止妊娠是最有效的处理措施。

（3）该类患者首选用药是硫酸镁。注意事项：用药过程中加强患者血压监测；在用药前、用药中及用药后均应监测以下指标：膝腱反射必须存在；呼吸≥16 次 /min；尿量≥400ml/24h 或≥17ml/h；备有 10% 葡萄糖酸钙。尿少提示排泄功能受抑制，镁离子易蓄积而发生中毒。出现毒性反应时应立即停用硫酸镁，并缓慢静脉推注（5~10 分钟）10% 葡萄糖酸钙 10ml。

（张海琴）

# 第九章 | 胎儿及其附属物异常的护理

## 一、本章小结

本章内容包括前置胎盘、胎盘早剥、多胎妊娠、羊水过多和羊水过少等。妊娠 28 周后，若胎盘附着于子宫下段，其下缘达到或覆盖宫颈内口，位置低于胎儿先露部，称为前置胎盘。按胎盘下缘与宫颈内口的关系，分为完全性、部分性、边缘性及低置胎盘 4 种类型。典型症状为妊娠晚期或临产时突发无诱因、无痛性反复阴道流血。阴道流血时间的早晚、反复发作的次数、流血量的多少与前置胎盘的类型有关。前置胎盘的处理原则是抑制宫缩、止血、纠正贫血及预防感染。护理重点是对症护理；胎盘早剥是指妊娠 20 周以后，正常位置的胎盘在胎儿娩出前，部分或全部从子宫壁剥离。主要病理变化是底蜕膜出血。临床分为显性剥离和隐性剥离 2 种类型，典型临床表现是阴道流血、腹痛，可伴有子宫张力增高和子宫压痛，尤其以胎盘剥离处最明显。胎盘早剥的处理原则是早期识别、积极纠正休克、及时终止妊娠、控制弥散性血管内凝血（DIC）、防止并发症。护理重点是对症护理；多胎妊娠是指一次妊娠子宫腔内同时有两个或两个以上胎儿，以双胎妊娠多见。临床表现为早孕反应较重、妊娠中期腹部增大明显、妊娠晚期呼吸困难、活动不便等；妊娠期间羊水量超过 2 000ml，称为羊水过多，妊娠晚期羊水量少于 300ml 者，称为羊水过少。超声检查是羊水量异常最重要的辅助检查方法，一旦诊断为合并胎儿畸形者应及时终止妊娠。羊水过多分为急性和慢性 2 种类型。

## 二、本章习题

（一）**单选题**（每道试题只有一个正确答案）

【A1 型题】

1. 胎盘组织完全覆盖宫颈内口的前置胎盘类型是
   - A. 完全性
   - B. 部分性
   - C. 边缘性
   - D. 低置胎盘
   - E. 低位胎盘
2. 确定前置胎盘类型最恰当的检查方法是
   - A. 凝血功能检查
   - B. 妇科检查
   - C. 超声检查
   - D. 测人胎盘生乳素（HPL）
   - E. 血常规
3. 羊水过多是指妊娠期间羊水量多于

        A. 300ml                                    B. 500ml

        C. 800ml                                    D. 1 500ml

        E. 2 000ml

    4. 羊水过少是指妊娠晚期羊水量少于

        A. 150ml                                    B. 200ml

        C. 250ml                                    D. 300ml

        E. 350ml

    5. 双卵双胎约占双胎妊娠的百分比是

        A. 30                                       B. 40

        C. 50                                       D. 60

        E. 70

    6. 羊水过多患者行经腹羊膜腔穿刺放羊水时,一次不宜超过

        A. 500ml                                    B. 1 000ml

        C. 1 500ml                                  D. 2 500ml

        E. 2 000ml

【A2 型题】

    7. 某女,30 岁,$G_3P_0$。因"妊娠 34 周,无痛性阴道流血 3 小时"入院。查体:血压
80/55mmHg,脉搏 110 次 /min,子宫软,无宫缩。胎心 120 次 /min。该患者最可能的临床
诊断是

        A. 先兆早产                                  B. 晚期流产

        C. 前置胎盘                                  D. 早产临产

        E. 胎盘早剥

    8. 某女,38 岁,$G_1P_0$,妊娠 35 周。6 周前诊断为妊娠期高血压疾病。今晨 4 时突然出
现持续腹痛并逐渐加重,腹部检查发现子宫硬如板状,胎位触不清。考虑该患者新增加
的临床诊断是

        A. 先兆早产                                  B. 晚期流产

        C. 前置胎盘                                  D. 早产临产

        E. 胎盘早剥

【A3/A4 型题】

    9. 某女,28 岁,$G_3P_0$,平素月经规则。妊娠 34 周,孕期产检无异常。今日晨起发现阴
道流血,量约 10ml,色鲜红,无其他不适。入院查体:BP 120/70mmHg,P 86 次 /min,LOA,
胎心 146 次 /min,无宫缩。

    (1) 该患者最可能的临床诊断是

        A. 血小板减少性紫癜                          B. 胎盘早剥

        C. 前置胎盘                                  D. 先兆临产

        E. DIC

    (2) 该患者当前最恰当的处理是

        A. 会阴侧切术下阴道助产                      B. 确诊后即行人工破膜

C. 静脉滴注缩宫素　　　　　　　　　D. 尽快剖宫产术

E. 期待疗法

10. 某女, 26 岁, $G_2P_0$。因"妊娠 31 周, 车祸碰撞腹部后出现持续性腹痛 30 分钟"急诊入院。查体: 子宫硬如板状, 有压痛, 阴道少量流血, 胎位触不清。诊断为胎盘早剥。

(1) 该患者当前正确的处理原则是

A. 纠正休克, 终止妊娠　　　　　　　B. 静滴缩宫素引产

C. 负压吸引术助产　　　　　　　　　D. 等待自然分娩

E. 产钳助产

(2) 该患者最严重的并发症是

A. 心衰　　　　　　　　　　　　　　B. 流产

C. 羊水过少　　　　　　　　　　　　D. 胎膜早破

E. 弥散性血管内凝血

(二) **多选题**(每道试题有两个或两个以上正确答案)

1. 下列属于胎盘早剥临床表现的是

A. 子宫强直性收缩　　　　　　　　　B. 黏膜部位出血

C. 持续性腹痛　　　　　　　　　　　D. 阴道流血

E. 呕吐

2. 关于双胎妊娠的护理措施, 以下描述正确的是

A. 注意补充铁、钙、叶酸　　　　　　B. 保证孕产妇充足的睡眠和休息

C. 第二胎儿娩出后无需特殊处理　　　D. 产程中严密观察胎心、宫缩情况

E. 第一胎儿娩出后固定第二胎儿以保持纵产式

(三) **名词解释**

1. 前置胎盘

2. 子宫胎盘卒中

3. 胎盘早剥

(四) **简答题**

1. 简述前置胎盘患者阴道流血的特点。

2. 简述胎盘早剥的处理原则。

3. 简述羊水过多患者经腹羊膜腔穿刺放羊水的护理措施。

(五) **论述题**

1. 某女, 30 岁, $G_3P_0$, 平素月经规律。因"停经 31 周, 出现无诱因、无痛性阴道流血 2 小时"入院。自述孕期产检未见异常。查体: BP 120/70mmHg, P 83 次/min, LOA, 胎心率 152 次/min。

根据以上资料, 请回答:

(1) 该患者最可能的临床诊断。

(2) 该类患者期待疗法的对症护理措施。

2. 某女, 32 岁, $G_2P_1$, 平素月经规律。因"停经 34 周, 突发持续性腹痛伴阴道流血半小时"急诊入院。自述半小时前踩空楼梯跌倒, 出现持续性腹痛伴少量阴道流血。入院后查体: BP 110/65mmHg, P 80 次/min, 子宫压痛明显, 胎位触不清。

（1）该患者最可能的临床诊断。

（2）该类患者病情观察及处理。

## 三、习题解析

### （一）单选题

1. 答案：A

解析：胎盘组织完全覆盖宫颈内口为完全性前置胎盘。

2. 答案：C

解析：超声检查可根据胎盘下缘与子宫颈内口的关系确定前置胎盘的类型。

3. 答案：E

解析：羊水过多是指妊娠期间羊水量多于 2 000ml。

4. 答案：D

解析：羊水过少是指妊娠晚期羊水量少于 300ml。

5. 答案：E

解析：双卵双胎约占双胎妊娠的 70%，与应用促排卵药物、多胚胎宫腔内移植及遗传因素有关。

6. 答案：C

解析：羊水过多患者，经腹羊膜腔穿刺放羊水时，一次放羊水量不超过 1 500ml。

7. 答案：C

解析：前置胎盘的典型症状是妊娠晚期或临产时突发无诱因、无痛性反复阴道流血。阴道流血时间的早晚、反复发作的次数、流血量的多少与前置胎盘的类型有关。出血严重者可发生休克。

8. 答案：E

解析：妊娠期高血压疾病可并发胎盘早剥，且胎盘早剥腹痛特点是突发性腹部持续性疼痛，子宫处于高张状态，硬如板状，胎位触不清。

9.（1）答案：C

解析：前置胎盘的典型症状是妊娠晚期或临产时突发无诱因、无痛性反复阴道流血。

（2）答案：E

解析：前置胎盘的处理方案需根据阴道流血量、有无休克、孕周大小、胎儿是否存活、胎盘前置类型以及是否临产等综合分析。该孕妇孕周 34 周，出血量不多，生命体征平稳。故可采用期待疗法。

10.（1）答案：A

解析：早期识别、积极纠正休克、及时终止妊娠、控制 DIC、防治并发症，是胎盘早剥的处理原则。

（2）答案：E

解析：严重胎盘早剥，可以引发弥散性血管内凝血（DIC）等一系列临床表现。

### （二）多选题

1. 答案：ABCD

解析：胎盘早剥发生时，有阴道流血、腹痛，可伴有子宫强制性收缩和出血倾向。

2. 答案：ABDE

解析：第二胎儿娩出后腹部放置沙袋，并以腹带裹紧腹部，目的是防止腹压骤降引起休克。

### （三）名词解释

1. 妊娠 28 周后，若胎盘附着于子宫下段，其下缘达到或覆盖宫颈内口，位置低于胎儿先露部，称为前置胎盘。

2. 内出血急剧增多时，血液浸入子宫肌层，引起肌纤维分离、断裂甚至变性，当血液渗透至浆膜层时，子宫表面呈现紫蓝色瘀斑，称为子宫胎盘卒中。

3. 妊娠 20 周以后，正常位置的胎盘在胎儿娩出前，部分或全部从子宫壁剥离，称为胎盘早剥。

### （四）简答题

1. 妊娠晚期或临产时突发无诱因、无痛性反复阴道出血为前置胎盘的典型症状。阴道流血时间的早晚、反复发作的次数、流血量的多少与前置胎盘的类型有关。完全性前置胎盘初次出血时间一般在 28 周左右，出血次数频繁，量较多。边缘性前置胎盘初次出血时间较晚，多于妊娠 37~40 周或临产后，量也较少。部分性前置胎盘的出血情况介于两者之间。

2. 胎盘早剥的处理原则是早期识别、积极纠正休克、及时终止妊娠、控制 DIC、防止并发症。

3. 经腹羊膜腔穿刺放羊水的护理措施：术前讲解穿刺过程，做好心理安抚；测量体温、脉搏、呼吸、血压，清洁腹部皮肤；嘱孕妇排空膀胱，取平卧位或半卧位，协助做超声检查，确定穿刺部位；控制羊水流出速度，一次放羊水量不超过 1 500ml；术中观察孕妇的生命体征，询问孕妇自觉症状，及时发现胎盘早剥、早产等情况。

### （五）论述题

1. (1) 最可能的临床诊断是前置胎盘。

(2) 期待疗法的对症护理措施：①监测生命体征，及时发现病情变化：严密观察并记录孕妇生命体征，观察阴道流血的时间、出血量。按医嘱及时完成各项实验室检测项目。②纠正贫血：口服硫酸亚铁，必要时输血。③促进胎儿健康：给予孕妇定时间断吸氧，每日 3 次，每次 30 分钟，以提高胎儿血氧供应；注意胎心变化，指导孕妇自测胎动；必要时按医嘱予促胎肺成熟治疗。④预防产后出血和感染：胎儿娩出后及早使用宫缩剂，以防产后大出血，严密观察生命体征及阴道流血情况，发现异常及时报告医师处理；做好会阴护理，及时更换会阴垫，保持会阴部清洁、干燥。

2. (1) 该患者最可能的临床诊断是胎盘早剥。

(2) 密切观察病情变化，及时发现并发症。严密监测孕妇生命体征；观察阴道出血情况；宫底高度、压痛及宫缩情况；有无皮下、黏膜或注射部位出血，子宫出血不凝等表现；有无少尿、无尿等急性肾衰竭表现。同时密切监测胎儿宫内状态。一旦发现异常情况，及时报告医师并配合处理。

（张海琴）

# 第十章 │ 妊娠合并症妇女的护理

## 一、本章小结

妊娠合并症主要包括妊娠合并心脏病、妊娠合并糖尿病、妊娠合并急性病毒性肝炎及妊娠合并缺铁性贫血等疾病。妊娠合并心脏病是非产科因素导致孕产妇死亡的首要原因。心脏病一般不影响受孕。心功能正常者,大多数可顺利妊娠及安全分娩。心功能不全者,可因缺氧,诱发宫缩导致早产、胎儿宫内生长发育受限、急性胎儿窘迫甚至死胎。心脏病孕产妇死亡的主要原因是心力衰竭和严重感染。心脏代偿功能Ⅰ~Ⅱ级,无心力衰竭病史、无其他并发症者可以妊娠,妊娠后需加强监护。心功能Ⅲ~Ⅳ级、既往有心力衰竭病史、肺动脉高压、严重心律失常、风湿热活动期、急性心肌炎和发绀型先天性心脏病等患者,不宜妊娠。心功能Ⅰ~Ⅱ级无产科手术指征者,可在严密监护下经阴道分娩,其余可选择剖宫产。心功能Ⅲ级及Ⅳ级者,不宜哺乳,应及时退乳。加强孕期保健、及时去除诱发心力衰竭的因素、对急性心衰患者进行紧急处理、严密监护产程进展并做好产褥期护理是妊娠合并心脏病患者的主要护理措施。妊娠合并糖尿病包括孕前糖尿病和妊娠期糖尿病,临床上后者多见。妊娠期糖尿病患者糖代谢异常大多于产后能恢复正常,但日后 2 型糖尿病的患病机会增加。糖尿病可导致孕妇发生流产、羊水过多和妊娠期高血压疾病等,也可导致巨大儿、胎儿窘迫和新生儿低血糖。大多妊娠期糖尿病患者无明显临床症状,患者若出现心悸、出汗、饥饿感、呕吐、面色苍白、呼吸快、有烂苹果味等症状,应警惕并发酮症酸中毒。妊娠 24~28 周进行 75g 口服葡萄糖耐量试验是妊娠合并糖尿病的主要诊断标准。妊娠合并糖尿病患者的护理主要包括控制饮食、适度运动、孕产期监护、合理用药(首选胰岛素)、胎儿监测和新生儿护理。妊娠合并急性病毒性肝炎患者以乙型肝炎病毒感染多见,临床上以疲乏、食欲减退、肝大及肝功能异常为主要表现,部分孕产妇可出现黄疸。重症肝炎可出现产后出血,是导致产妇死亡的主要原因。慢性 HBV 感染者妊娠后,须定期检查肝功能。乙肝病毒表面抗原阳性的孕妇,可于妊娠 24~28 周起开始抗病毒治疗。分娩过程中应将产妇安置在隔离待产室和产房、密切观察产程进展并防止产后出血。妊娠合并贫血以妊娠期缺铁性贫血最常见,临床表现主要为孕妇自觉头晕、乏力、倦怠、气短、心悸、皮肤黏膜苍白等症状,严重者可出现消化道及周围神经炎症状如手足麻木、针刺、冰冷等感觉异常及肝脾大等。妊娠合并贫血患者的护理包括休息和营养、心理护理、补铁护理、分娩期护理和产褥期护理。

## 二、本章习题

### （一）单选题（每道试题只有一个正确答案）

【A1 型题】

1. 妊娠合并心脏病患者最易诱发心力衰竭的时间是

    A. 妊娠 12~14 周　　　　　　　　　B. 妊娠 26~28 周

    C. 妊娠 32~34 周　　　　　　　　　D. 妊娠 38~40 周

    E. 产后 4~6 日

2. 推荐医疗机构对所有尚未被诊断为妊娠期糖尿病的孕妇，在妊娠 24~28 周及以后首次就诊时进行的检查，下列描述正确的是

    A. 尿糖　　　　　　　　　　　　　B. 血糖

    C. 尿酮体　　　　　　　　　　　　D. 50g 葡萄糖糖耐量试验

    E. 75g 葡萄糖糖耐量试验

【A2 型题】

3. 某女，25 岁，$G_1P_0$。因"孕 32 周，心慌、气急加重 1 日"入院。患者自诉活动后心慌气急，夜间常因胸闷而坐起。查体：T 36.3℃，P 126 次 /min，心律不齐，BP 131/76mmHg，R 25 次 /min，双下肢水肿（++），胎心 125 次 /min。听诊闻及三期收缩期吹风样杂音，卧床休息时无不适，轻微日常活动即感不适、心悸。该患者此时的心功能分级是

    A. Ⅰ级　　　　　　　　　　　　　B. Ⅱ级

    C. Ⅲ级　　　　　　　　　　　　　D. Ⅳ级

    E. 无法判断

4. 某女，26 岁，$G_1P_0$，宫内孕 39 周，合并先天性心脏病。患者目前心功能Ⅱ级，枕左前位，规律宫缩，宫口开大 8cm。对该患者的护理措施，下列描述正确的是

    A. 立即行剖宫产术结束妊娠

    B. 给予缩宫素，加强子宫收缩

    C. 给予洋地黄类药物，预防心衰

    D. 待宫口开全后，鼓励产妇屏气缩短第二产程

    E. 严密观察产程，宫口开全后行阴道助产，缩短第二产程

5. 某女，34 岁，$G_2P_0$，宫内孕 37 周。口服 75g 葡萄糖耐量试验（OGTT）3 项阳性，经控制饮食后空腹血糖≥5.3mmol/L；餐后 2 小时≥6.7mmol/L。对该患者的处理，下列描述正确的是

    A. 胰岛素治疗　　　　　　　　　　B. 立即行剖宫产

    C. 继续控制饮食　　　　　　　　　D. 缩宫素静脉滴注引产

    E. 行人工破膜术终止妊娠

6. 某女，30 岁，$G_1P_0$。因"孕 38 周，恶心、呕吐、食欲下降近 2 周"就诊。检查：皮肤无黄染，肝区叩痛（+），胎心 146 次 /min，头浮，血清转氨酶中度升高，乙肝表面抗原（+），诊断为急性肝炎。关于该患者的护理措施，下列描述正确的是

    A. 高碳水化合物、高脂、高蛋白饮食　　B. 妊娠 24~28 周起开始抗病毒治疗

C. 产妇产后不可以母乳喂养　　　　　D. 不哺乳时采用雌激素退乳

E. 立即隔离,终止妊娠

7. 某女,26 岁,$G_1P_0$,宫内孕 26 周。丈夫在婚检时发现乙肝表面抗原(+),肝功能正常。孕妇欲确诊是否感染乙肝,下列有助于确诊的检查是

A. 丙氨酸转氨酶(ALT)　　　　　　B. 丙型肝炎病毒(HCV)

C. 乙型肝炎表面抗原(HbsAg)　　　　D. 抗甲型肝炎病毒 IgA 抗体(HAV-IgM)

E. 肝脏 B 超

8. 某女,30 岁,$G_1P_0$。因"孕 31 周,头晕、乏力、倦怠半月余"就诊。查体:胎位、胎心及骨盆测量均正常,血红蛋白 78g/L,红细胞 $3.0×10^{12}$/L,血细胞比容 0.26,白细胞计数及血小板计数均在正常范围内。关于该孕妇的护理措施,下列描述正确的是

A. 鼓励孕妇多饮茶

B. 指导孕妇饭前服用铁剂

C. 出现黑色便应立即停用铁剂

D. 注射法补充铁剂应行深部肌内注射法

E. 避免高蛋白质及高维生素 C 的食物,如蛋类和深色蔬菜

【A3/A4 型题】

9. 某女,27 岁,$G_1P_0$。因"孕 35 周,妊娠合并先天性心脏病"孕检。该女自述妊娠 22 周时因上呼吸道感染出现轻度呼吸困难,住院治疗 3 周后出院。现查体:血压 122/86mmHg,脉搏 88 次/min,心率 126 次/min,心尖部闻及舒张期杂音,日常活动无不适。

(1) 该孕妇的心功能分级为

A. Ⅰ级　　　　　　　　　　　　　B. Ⅱ级

C. Ⅲ级　　　　　　　　　　　　　D. Ⅳ级

E. Ⅴ级

(2) 关于患者早期心力衰竭的表现,下列描述正确的是

A. 休息时呼吸 16 次/min　　　　　　B. 休息时心率 100 次/min

C. 夜间常因胸闷,需坐起呼吸　　　　D. 体力活动后感胸闷、心悸、气短

E. 肺底部少量持续性湿啰音,咳嗽后消失

10. 某女,31 岁,$G_1P_0$,宫内孕 38 周。产前检查曾被诊断为慢性乙型肝炎。2 小时前自然临产,护理人员为其进行分娩期护理及健康指导。

(1) 关于分娩时的护理措施,下列描述正确的是

A. 产后避免使用维生素 $K_1$　　　　　B. 宫口开全后立即注射缩宫素

C. 将产妇安置在普通待产室和产房　　D. 胎儿娩出后立即应用肝素,预防 DIC

E. 宫口开全后缩短第二产程,可行阴道助产

(2) 为了防止新生儿感染乙肝,下列描述正确的是

A. 新生儿应隔离 1 周

B. 乙型肝炎 e 抗原(HBeAg)阳性产妇可以母乳喂养

C. 新生儿行免疫接种乙肝疫苗

D. 不宜母乳喂养者行雌激素回奶

E. 产后不宜再次妊娠者避孕药避孕

(二) **多选题**（每道试题有两个或两个以上正确答案）

1. 有利于预防妊娠合并心脏病患者产时发生心衰的护理措施，下列描述正确的是

　　A. 严格控制输液速度及输液量

　　B. 第二产程时，指导产妇屏气用力

　　C. 宫缩时鼓励产妇活动以缓解疼痛

　　D. 鼓励产妇左侧卧位，头、躯干部抬高 30°

　　E. 第二产程结束即用沙袋置于产妇腹部

2. 关于妊娠期糖尿病患者产后的护理措施，下列描述正确的是

　　A. 密切观察有无出汗、脉搏快等低血糖表现

　　B. 产后须重新评估胰岛素的需要量

　　C. 遵医嘱使用抗生素，预防感染

　　D. 产后尽早开奶促进子宫收缩

　　E. 创口尽早拆线

(三) **简答题**

1. 简述妊娠合并心脏病患者早期心力衰竭的表现。

2. 简述糖尿病对孕妇、胎儿及新生儿的影响。

3. 简述妊娠合并病毒性肝炎患者产褥期的护理措施。

4. 简述妊娠合并缺铁性贫血患者补铁的护理措施。

(四) **论述题**

1. 某女，28 岁，$G_1P_0$。因"妊娠 $38^{+3}$ 周，合并风湿性心脏病，阴道少量出血，规律宫缩 6 小时"入院。查体：心率：100 次 /min，宫口开大 4cm，胎心 144 次 /min，血压 120/80mmHg，心功能Ⅱ级，头盆相称。

根据以上资料，请回答：

(1) 该患者最宜采取的分娩方式。

(2) 该类患者分娩期的护理措施。

2. 某女，32 岁，$G_1P_0$，平素月经规则，既往体健。因"妊娠 38 周，近半月出现多饮、多尿、多食症状"而入院。查体：BP 120/80mmHg，P 86 次 /min，宫高剑突下一横指，LOA，胎心 142 次 /min，空腹血糖 8.9mmol/L。其他未见异常。

根据以上资料，请回答：

(1) 该孕妇当前最可能的临床诊断。

(2) 该类孕妇的饮食与运动指导。

# 三、习题解析

## (一) 单选题

1. 答案：C

解析：妊娠 32~34 周，孕妇循环血量达最高峰（较孕前增加 30%~45%），合并心脏病

孕妇最易在此阶段因各种原因诱发心力衰竭。此外，分娩期、产后 3 日内患者回心血量增加，仍易出现心力衰竭。

2. 答案：E

解析：推荐医疗机构对所有尚未被诊断为糖尿病合并妊娠（PGDM）或妊娠合并糖尿病（GDM）的孕妇，在妊娠24~28周及28周后首次就诊时行 75g OGTT。

3. 答案：C

解析：根据国内通用的美国纽约心脏病协会（NYHA）心脏代偿功能分级方案，依据孕产妇自觉的活动能力划分为四级，其中心功能Ⅲ级为一般体力活动明显受限，休息时无不适，轻微日常工作即感不适、心悸、呼吸困难，或既往有心力衰竭史者。

4. 答案：E

解析：心功能Ⅰ~Ⅱ级无产科手术指征的产妇，可在严密监护下经阴道分娩；尽量缩短第二产程，减少产妇体力消耗。宫口开全后应避免产妇屏气用力。

5. 答案：A

解析：妊娠期糖尿病患者血糖控制满意标准为：孕妇无明显饥饿感，空腹血糖 ≤5.3mmol/L；餐后 2 小时≤6.7mmol/L；夜间≥3.3mmol/L。对血糖控制不能达标的 GDM 患者应首选胰岛素治疗。

6. 答案：B

解析：妊娠合并肝炎患者应严格限制蛋白质的摄入量，增加碳水化合物摄入和低脂肪的饮食。乙肝病毒表面抗原阳性的孕妇，可于妊娠 24~28 周起开始抗病毒治疗，阻断母婴传播。HBsAg 阳性产妇可以母乳喂养，HBeAg 阳性产妇不宜母乳喂养，退乳不宜采用雌激素。

7. 答案：C

解析：血清丙氨酸转氨酶（ALT）是反映肝细胞损伤程度最常用的敏感指标。HCV 抗体检测有助于丙型肝炎的诊断。HAV-IgM 阳性提示存在甲型肝炎感染。肝脏超声检查可观察肝脏大小，有无肝硬化、肝脏脂肪变性以及腹腔有无积液等。而 HBsAg 阳性是乙型肝炎感染的特异性标志，慢性肝炎及无症状携带者可长期检出 HBsAg。

8. 答案：D

解析：妊娠合并贫血孕妇应摄取高铁、高蛋白质及高维生素 C 的食物，如动物肝脏、瘦肉、蛋类以及深色蔬菜，避免蔬菜、谷类、茶叶中的磷酸盐和鞣酸等影响铁的吸收。口服铁剂对胃黏膜有刺激作用，应指导孕妇饭后或餐中服用铁剂。铁与肠内硫化氢作用可形成黑色便，属于正常现象。注射法补充铁剂应行深部肌内注射。

9.（1）答案：A

解析：心功能分级Ⅰ级为一般体力活动不受限（无症状）。

（2）答案：C

解析：早期心力衰竭表现：①轻微活动后感胸闷、心悸、气短；②休息时心率超过 110 次 /min，呼吸超过 20 次 /min；③夜间常因胸闷，需坐起呼吸；④肺底部少量持续性湿啰音，咳嗽后不消失。

10.（1）答案：E

解析：应将产妇安置在隔离待产室和产房，避免交叉感染；宫口开全后，应缩短第二产程，必要时配合医师行阴道助产术。产前 1 周及产后肌注维生素 $K_1$，防止产后出血。第二产程胎肩娩出后立即遵医嘱静脉注射缩宫素。产前 4 小时及产后 12 小时内不宜使用肝素治疗。

（2）答案：C

解析：产后新生儿联合使用乙型肝炎疫苗和乙型肝炎免疫球蛋白，可有效阻断 HBV 母婴传播。夫妇一方如患有肝炎应使用避孕套避免交叉感染。HBsAg 阳性产妇可以母乳喂养，HBeAg 阳性产妇不宜母乳喂养。

（二）**多选题**（每道试题有两个或两个以上正确答案）

1. 答案：ADE

解析：尽量缩短第二产程，减少产妇体力消耗。宫口开全后应避免产妇屏气用力。胎儿娩出后，立即在产妇腹部放置沙袋，持续 24 小时，以防腹压骤降诱发心力衰竭。

2. 答案：ABCD

解析：密切观察有无出汗、脉搏快等低血糖表现，应给予糖水或静脉注射 5% 葡萄糖 40~60ml，并通知医师。分娩后 24 小时内胰岛素用量减至原用量的 1/2 或 1/3，产后须重新评估胰岛素的需要量。开展新生儿早接触和早吸吮，预防产后出血。保持腹部及会阴伤口清洁，遵医嘱使用抗生素，预防感染，适当推迟伤口拆线时间。

（三）**简答题**

1. 妊娠合并心脏病患者早期心力衰竭表现：①轻微活动后感胸闷、心悸、气短；②休息时心率超过 110 次 /min，呼吸超过 20 次 /min；③夜间常因胸闷，需坐起呼吸；④肺底部少量持续性湿啰音，咳嗽后不消失。

2. 糖尿病对孕妇的影响：可使胚胎发育异常甚至死亡，发生流产、羊水过多、妊娠期高血压疾病、孕妇泌尿生殖系统的感染甚至诱发酮症酸中毒等。巨大儿发生率明显增高，可使难产、剖宫产率、产伤、产后出血的发生率增加。糖尿病对胎儿的影响：发生巨大儿或胎儿生长受限。高血糖可使胚胎发育异常，导致胚胎畸形、死亡而流产或早产。妊娠中晚期发生酮症酸中毒可导致胎儿窘迫和胎死宫内。糖尿病对新生儿的影响：易出现新生儿呼吸窘迫综合征和新生儿低血糖。

3. 妊娠合并病毒性肝炎产褥期护理措施：产后密切观察子宫收缩及阴道出血情况；遵医嘱继续使用保肝药物治疗，选用对肝损害小的抗生素；HBsAg 阳性产妇可以母乳喂养，HBeAg 阳性产妇不宜母乳喂养。退乳不宜采用雌激素，可口服生麦芽或用芒硝外敷乳房。

4. 妊娠合并缺铁性贫血患者补铁的护理措施：指导孕妇遵医嘱正确补充铁剂。注意观察有无不良反应，口服铁剂对胃黏膜有刺激作用，可引起恶心、呕吐、胃部不适等症状，应指导孕妇饭后或餐中服用铁剂。此外，铁与肠内硫化氢作用可形成黑色便，护理人员应予以解释。注射法补充铁剂应行深部肌内注射法。

（四）**论述题**

1.（1）最宜采取的分娩方式：该患者应待宫口开全后，行阴道助产分娩。

（2）分娩期护理措施：选择阴道分娩者应严密监护产程进展。第一产程：①专人陪伴护理。②鼓励产妇左侧卧位，头、躯干部抬高30°。遵医嘱给予吸氧。③每15分钟测量血压、脉搏、呼吸、心率各1次；严密观察产程进展，注意子宫收缩、胎心、胎动及胎先露下降情况。④根据产妇情况提供无痛分娩支持，以减轻产妇疼痛，缓解其紧张情绪。⑤注意保持外阴清洁，防止感染，遵医嘱及时给予抗生素。⑥发现异常及时报告医师。第二产程：①尽量缩短第二产程，减少产妇体力消耗。宫口开全后应避免产妇屏气用力，继续无痛分娩支持，必要时给予硬膜外麻醉。积极配合医师行会阴切开阴道助产术，并做好新生儿抢救准备。②胎儿娩出后，立即在产妇腹部放置沙袋，持续24小时，以防腹压骤降诱发心力衰竭。③预防产后出血，给予按摩子宫同时静脉或肌内注射缩宫素以减少出血，禁用麦角新碱。出血多者，遵医嘱输血或输液，但应严格控制输液速度及输液量。

2.(1) 最可能的临床诊断：妊娠期糖尿病。

(2) 饮食指导：目的是通过控制饮食使孕妇血糖控制在正常范围并保证胎儿发育生长。理想的饮食控制目标：每日摄入的碳水化合物应占总能量50%~60%，且每日摄入量应≥175g，以保证胎儿大脑获得足够的能量并避免发生酮症酸中毒。碳水化合物应选择血糖生成指数较低的粗粮，如莜麦面、荞麦面等富含维生素B、微量元素及食物纤维的主食。每日摄入的蛋白质占总能量的15%~20%，其中动物性蛋白质至少占1/3。禽、畜和鱼肉、蛋类、豆类食品等应推荐孕妇食用。每日摄入的脂肪占总能量的25%~30%，以不饱和脂肪酸为主。烹调油选用橄榄油、大豆油等为宜。增加含铬丰富食物的摄入，如猕猴桃、苦瓜、洋葱、牡蛎等。增加含铁、钙、维生素的食物摄入，可饮用加入维生素D的牛奶或每天阳光下散步。适当限制钠盐的摄入。运动指导：适度运动可提高机体对胰岛素的敏感性，改善血糖及脂代谢紊乱，避免体重增长过快。整个妊娠期体重增加控制在10~12kg。宜采用散步和中速步行等有氧运动方式，每日至少1次，每次20~40分钟，于餐后30分钟进行。

（李 青）

# 第十一章 | 异常分娩妇女的护理

## 一、本章小结

在分娩过程中，影响分娩的四个因素中任何一个或一个以上因素发生异常或相互不能适应，而使分娩进程受阻，均可导致异常分娩。产力异常可分子宫收缩力异常和辅力异常。子宫收缩力异常分乏力和过强两类，最常见的是子宫收缩乏力。子宫收缩乏力的临床表现分为协调性子宫收缩乏力（低张性宫缩乏力）和不协调性子宫收缩乏力（高张性宫缩乏力）。协调性子宫收缩乏力一旦发生，应配合医生查明原因，遵医嘱加强宫缩。不协调性子宫收缩乏力的治疗原则是调节子宫收缩，恢复正常节律性和极性，再按协调性宫缩乏力处理。子宫收缩过强分为协调性子宫收缩过强和不协调性子宫收缩过强，后者又可表现为强直性子宫收缩和子宫痉挛性狭窄环。产道异常包括骨产道异常和软产道异常，临床以骨产道异常多见。胎儿异常包括胎位异常和胎儿发育异常。胎位异常较常见，包括胎头位置异常、臀先露及肩先露等。分娩焦虑和恐惧心理也可引起子宫收缩乏力，导致产程延长和胎儿窘迫。

## 二、本章习题

### （一）单选题（每道试题只有一个正确答案）

**【A1 型题】**

1. 关于协调性子宫收缩乏力，下列描述正确的是
   - A. 可导致产程延长
   - B. 子宫收缩极性倒置
   - C. 不易发生胎盘滞留
   - D. 不宜静脉滴注催产素
   - E. 子宫中段收缩比宫底强

2. 急产是指总产程**不超过**
   - A. 2 小时
   - B. 3 小时
   - C. 4 小时
   - D. 5 小时
   - E. 6 小时

3. 均小骨盆是指
   - A. 畸形骨盆
   - B. 扁平骨盆
   - C. 漏斗骨盆
   - D. 中骨盆平面狭窄
   - E. 骨盆三个平面狭窄

【A2 型题】

4. 某女,26 岁,G$_2$P$_0$。因"孕 39 周,阴道流水 1 小时待临产"入院。入院 2 小时出现规律宫缩,极性正常,但宫缩一直短而弱,间歇长,产程进展慢,该产妇属于

A.潜伏期延长　　　　　　　　　　B.活跃期延长

C.协调性宫缩乏力　　　　　　　　D.不协调性宫缩乏力

E.正常子宫收缩乏力

5. 某女,30 岁,G$_1$P$_0$。因"孕 40 周,阵发性腹痛 12 小时"入院待产。查体:宫缩 5~8min/ 次,持续约 20~30 秒,宫口开大 5cm,无头盆不称。关于首选护理措施,下列描述正确的是

A.立即做好剖宫产术前准备　　　　B.给予缩宫素静脉点滴

C.等待产程自然进展　　　　　　　D.给予镇静剂

E.阴道助产

6. 某女,21 岁,G$_1$P$_0$,宫内孕 38 周。足月临产 14 小时,宫口开 7cm,产程进展缓慢,胎心 140~150 次 /min,胎头矢状缝与坐骨棘间径一致,枕骨在母体右侧,胎先露:S$^{+1}$。当前最可能的胎位是

A.枕右前位　　　　　　　　　　　B.持续性枕右横

C.持续性枕左后　　　　　　　　　D.持续性枕左横

E.持续性枕右后

【A3/A4 型题】

7. 某女,28 岁,G$_1$P$_0$,宫内孕 39 周。临产后 9 小时,产妇自觉持续腹痛,疼痛,抗拒腹部触诊,宫口开大不足 1cm。

(1) 该产妇最可能的诊断是

A.滞产　　　　　　　　　　　　　B.潜伏期延长

C.正常第一产程　　　　　　　　　D.协调性子宫收缩乏力

E.不协调性子宫收缩乏力

(2) 该产妇的处理措施,下列描述正确的是

A.人工破膜　　　　　　　　　　　B.肌注盐酸哌替啶

C.立即准备剖宫产　　　　　　　　D.静脉滴注催产素

E.观察产程进展即可

8. 某女,30 岁,G$_1$P$_0$,宫内孕 30 周。入院行常规产检,查体:宫底部位摸到圆而硬的胎头,有浮球感,在母腹右侧扪及胎儿肢体,母腹左侧扪及连续光滑的胎背,胎心在脐上方左侧最响亮。

(1) 该孕妇的胎方位是

A.枕左前　　　　　　　　　　　　B.骶左前

C.骶右前　　　　　　　　　　　　D.肩左前

E.肩右后

(2) 护士指导孕妇矫正胎位的常用方法是

A.胸膝卧位　　　　　　　　　　　B.左侧卧位

C. 右侧卧位　　　　　　　　　　　　D. 仰卧位

E. 俯卧位

（二）**多选题**（每道试题有两个或两个以上正确答案）

1. 关于协调性子宫收缩乏力的护理措施，下列描述正确的是

A. 应立即剖宫产　　　　　　　　　　B. 遵医嘱给予镇静剂

C. 嘱产妇及时排空膀胱与直肠　　　　D. 人工破膜应在宫缩间歇期进行

E. 遵医嘱地西泮静脉推注促宫颈成熟

2. 关于持续性枕后位、枕横位的产程特点，下列描述正确的是

A. 常表现为第二产程延长　　　　　　B. 临产后宫颈不能有效扩张

C. 临产后胎头俯屈不良、下降缓慢　　D. 易导致协调性宫缩乏力、产程延长

E. 产妇自觉肛门坠胀、宫口开全后出现排便感

（三）**名词解释**

1. 潜伏期延长

2. 异常分娩

（四）**简答题**

1. 简述子宫收缩乏力的常见病因。

2. 简述子宫收缩乏力患者加强宫缩的方法。

3. 简述不协调性宫缩过强的护理措施。

（五）**论述题**

某女，32 岁，$G_1P_0$，平素月经规律，妊娠 $39^{+3}$ 周。因"下腹部阵痛 3 小时"入院待产。待产 9 小时后查体：宫缩 30s/5~6min，触摸子宫体隆起不明显，腹壁不硬，下压可出现凹陷，宫口开大 1cm，胎先露：$S^{-2}$，胎心 140 次/min，患者无痛苦面容。

根据以上资料，请回答：

（1）该患者最可能的临床诊断。

（2）该类患者应用缩宫素治疗时的护理要点。


# 三、习题解析

## （一）单选题

1. 答案：A

解析：协调性子宫收缩乏力可导致宫口扩张及胎先露下降缓慢，甚至停滞，从而使产程延长。

2. 答案：B

解析：总产程<3 小时称为急产。

3. 答案：E

解析：骨盆三个平面狭窄是指骨盆形态正常，骨盆各个平面径线均较正常值小 2cm 或更多，称均小骨盆。

4. 答案：C

解析：协调性子宫收缩乏力其特点是子宫收缩具有正常的节律性、对称性和极性，但

收缩力弱,宫腔内压力 <15mmHg,宫缩 <2 次 /10min,持续时间短,间歇时间长。

5. 答案: B

解析: 患者宫缩持续时间短,间歇时间长,可诊断为子宫收缩乏力,应给予缩宫素静脉滴注加强宫缩。

6. 答案: B

解析: 枕横位时,胎头矢状缝位于骨盆横径上,大小囟门分别位于骨盆的两侧。胎儿枕骨在母体右侧,为枕右横位。产程进展缓慢,为持续性枕右横位。

7.(1) 答案: E

解析: 不协调性子宫收缩过强患者可表现为子宫肌纤维强直性收缩,无节律性,无间歇期,持续腹痛,拒按。

(2) B

解析: 不协调性子宫收缩过强患者应认真寻找原因,停止一切刺激,给予镇静剂或宫缩抑制剂,若经处理无效或出现胎儿窘迫,则应立即行剖宫产术。

8.(1) 答案: B

解析: 孕妇应为臀先露,胎背在母腹左侧,胎心在脐上方左侧最响亮,故应为骶左前位。

(2) 答案: A

答案解析: 妊娠 30 周后仍为臀先露者,应采取胸膝卧位方法矫正。

(二) **多选题**(每道试题有两个或两个以上正确答案)

1. 答案: CDE

解析: 协调性子宫收缩乏力患者估计能经阴道分娩者,应积极改善全身情况。有明显头盆不称、胎位异常、骨盆狭窄及胎儿窘迫等产科指征者,应积极做好剖宫产的术前准备。嘱产妇及时排空膀胱与直肠,避免膀胱或直肠充盈影响胎儿下降。地西泮静脉推注可使宫颈平滑肌松弛,软化宫颈,促进宫口扩张,适用于活跃期宫颈扩张缓慢及宫颈水肿。宫口扩张≥3cm,无头盆不称,胎头已衔接者,可行人工破膜。破膜前应检查有无脐带先露,破膜应在宫缩间歇期进行,破膜后应立即听取胎心音。

2. 答案: ABCD

解析: 临产后胎头俯屈不良、下降缓慢,胎先露部与子宫下段相贴不紧密,宫颈不能有效扩张,易导致协调性宫缩乏力、产程延长,常表现为第二产程延长。若枕后位,因胎头枕骨持续位于母体骨盆后方,直接压迫直肠,产妇自觉肛门坠胀、宫口未开全就出现排便感。

(三) **名词解释**

1. 潜伏期延长: 从临产规律宫缩开始至活跃期起点 4~6cm 称为潜伏期。初产妇>20小时、经产妇>14 小时称为潜伏期延长。

2. 异常分娩: 俗称难产,是指影响分娩的 4 个因素(产力、产道、胎儿及产妇精神心理因素)在分娩过程中,任何一个或一个以上因素发生异常或相互不能适应,而使分娩进程受到阻碍,危及产妇和胎儿生命。

(四) **简答题**

1. 子宫收缩乏力的常见病因:①精神因素;②子宫因素;③产道与胎儿因素;④药物

影响；⑤内分泌失调。

2. 子宫收缩乏力患者加强宫缩的方法：①人工破膜：宫口扩张≥3cm，无头盆不称，胎头已衔接者，可行人工破膜；②静脉滴注缩宫素：适用于协调性宫缩乏力、胎心良好、胎位正常、宫口扩张≥3cm、头盆相称者。原则是以最小浓度获得最佳宫缩效果。常用缩宫素2.5U加入0.9%生理盐水500ml中，从1~2mU/min即4~5滴/min开始滴，根据宫缩强弱进行调整，15~30分钟调整一次，每次增加1~2mU/min为宜，最大药量通常不超过20mU/min（60滴/min）。

3. 不协调性宫缩过强的护理措施：出现痉挛性狭窄环时，立即停止产科操作，避免刺激。尽快查明原因，遵医嘱使用镇静解痉剂以缓解狭窄环，并做好阴道助产术的准备工作。经上述处理无效或伴有胎儿窘迫时，应做好剖宫产术前准备及抢救新生儿窒息的准备工作。出现病理性缩复环者，立即遵医嘱用哌替啶100mg肌内注射，同时行剖宫产术前准备。

### （五）论述题

（1）最可能的临床诊断：协调性子宫收缩乏力。

（2）应用缩宫素治疗时的护理要点：缩宫素静滴过程中，应有医护人员专人监护，监测宫缩、血压和胎心等变化并及时做好记录，根据宫缩强弱及时调节剂量、浓度和滴速，使宫腔内压达50~60mmHg、宫缩间歇2~3分钟、宫缩持续40~60秒维持宫缩。若10分钟内宫缩>5次、宫缩持续1分钟以上或听胎心率有变化，应立即停止滴注缩宫素，以免因宫缩过强而导致胎儿窘迫、子宫破裂等并发症。

（李　青）

# 第十二章 | 分娩期并发症妇女的护理

## 一、本章小结

分娩期并发症主要包括胎膜早破、产后出血、子宫破裂和羊水栓塞。导致胎膜早破的因素有生殖道感染、胎膜受力不均、羊膜腔内压力升高及营养因素等。胎膜早破的治疗原则应根据孕妇妊娠周数、是否伴有感染等情况采取期待疗法或终止妊娠,其护理措施应注重脐带脱垂的预防和护理。产后出血是分娩期的严重并发症,居我国产妇死亡原因首位。子宫收缩乏力、胎盘因素、软产道损伤及凝血功能障碍是产后出血的主要原因。产后出血的治疗和护理应针对出血原因,迅速止血;补充血容量,纠正失血性休克;防治感染。子宫破裂是直接危及产妇和胎儿生命的产科严重并发症,多发生在经产妇。瘢痕子宫是近年来导致子宫破裂的常见原因。子宫破裂多发生于分娩期,也可发生于妊娠晚期,分为先兆子宫破裂和子宫破裂两个阶段。先兆子宫破裂者应立即抑制宫缩,行剖宫产术;子宫破裂者应在积极抢救休克的同时尽快手术,并使用大剂量广谱抗生素控制感染,做好对症护理。羊水栓塞起病急骤、病情凶险,是极其严重的分娩期并发症,多数发生于分娩前2小时至产后半小时之间。一旦怀疑羊水栓塞,应多学科密切协作立刻参与抢救处理。治疗原则是维持生命体征及保护器官功能。

## 二、本章习题

(一) 单选题(每道试题只有一个正确答案)

【A1 型题】

1.下列属于胎膜早破严重并发症的是
　A. 羊水过少　　　　　　　　　B. 羊水过多
　C. 脐带脱垂　　　　　　　　　D. 失血性休克
　E. 羊膜腔感染

2.导致产后出血最常见的原因是
　A. 感染　　　　　　　　　　　B. 宫缩乏力
　C. 胎盘因素　　　　　　　　　D. 软产道损伤
　E. 凝血功能障碍

【A2 型题】

3.患者,女,26 岁,$G_1P_0$,宫内孕 40 周。因宫缩较强,宫口扩张较快,第二产程 20 分钟即娩出一婴儿,婴儿重 4 250g,婴儿娩出后立即出现鲜红血液自阴道流出,5 分钟后胎盘自然娩出,同时仍流出许多血液,伴血块,导致其出血较多最可能的原因是

    A. 血管损伤                 B. 胎盘残留

    C. 宫缩乏力                 D. 软产道裂伤

    E. 凝血功能障碍

4. 患者,女,30 岁,$G_1P_0$,宫内孕 38 周。经阴道分娩一重 4 200g 婴儿,胎盘娩出后阴道持续出血,色较暗,有血块,时多时少,查体子宫软。下列属于导致其出血较多最可能的原因是

    A. 凝血功能障碍            B. 羊水栓塞

    C. 宫缩乏力                 D. 会阴裂伤

    E. 胎盘残留

5. 某女,28 岁,$G_1P_0$,宫内孕 40 周,产前检查未见异常。宫口开全胎膜破裂后,产妇突然发生呼吸困难、呛咳、发绀,随即出现休克及昏迷,血压 50/30mmHg。患者目前最可能的临床诊断是

    A. 子宫破裂                 B. 产后虚脱

    C. 羊水栓塞                 D. 产后出血

    E. 子痫

6. 患者,女,27 岁,$G_3P_0$,宫内孕 42 周。给予缩宫素引产,4 小时后产妇诉腹痛难忍。查体:子宫下段压痛明显,腹部出现病理性缩复环。目前首选的护理措施是

    A. 通知家属                 B. 陪伴产妇

    C. 立即停用缩宫素         D. 遵医嘱静滴抗生素

    E. 遵医嘱哌替啶 100mg 肌内注射

7. 患者,女,28 岁,$G_4P_1$,宫内孕 39 周。临产 16 小时,宫口开大 7cm,其后 2 小时产程无进展,给予缩宫素静滴后产妇突然感到下腹撕裂样疼痛,继之出现全腹疼痛。查体:脉搏细速,呼吸急促,血压下降,全腹有压痛及反跳痛,在腹壁下可扪及胎体。目前该患者最可能的临床诊断是

    A. 胎盘剥离不全            B. 羊水栓塞

    C. 胎膜早破                 D. 胎盘植入

    E. 子宫破裂

【A3/A4 型题】

8. 某女,35 岁,$G_2P_0$,宫内孕 39 周。因"下腹规律性疼痛 3 小时"入院待产。入院 15 小时后胎儿娩出,随后产妇出现一声呛咳,继而感到胸闷、呼吸困难。查体:血压 85/50mmHg,心率 110 次 /min,口唇发绀。产前检查未见异常。

(1)该患者最可能的临床诊断是

    A. 失血性休克             B. 心力衰竭

    C. 羊水栓塞                 D. 子痫

    E. DIC

(2)该患者首选的治疗措施是

A. 氧气吸入，并给予地塞米松静脉推注　B. 5% 碳酸氢钠静脉滴注

C. 西地兰静脉推注　　　　　　　　　　D. 补充凝血因子

E. 立即输血

9. 患者，女，28 岁，G₂P₀，宫内孕 41 周。临产后 7 小时出现烦躁不安，自述下腹疼痛难忍，检查：腹部呈葫芦状，子宫上下段交界处可见环状凹陷且逐渐上升，下腹拒按，胎心听不清，导尿为血尿。

（1）该患者最可能的临床诊断是

A. 妊娠合并急性阑尾炎　　　　　　　B. 先兆子宫破裂

C. 重型胎盘早剥　　　　　　　　　　D. 子宫破裂

E. 前置胎盘

（2）应首选的处理措施是

A. 子宫切除　　　　　　　　　　　　B. 静脉滴注缩宫素

C. 抗生素预防感染　　　　　　　　　D. 抗休克，静脉输液、输血

E. 抑制宫缩，尽快施行剖宫产

（二）**多选题**（每道试题有两个或两个以上正确答案）

1. 引起产后出血的原因包括

A. 子宫收缩乏力　　　　　　　　　　B. 凝血功能障碍

C. 软产道裂伤　　　　　　　　　　　D. 胎盘因素

E. 胎儿过小

2. 羊水栓塞三联征包括

A. 凝血功能障碍　　　　　　　　　　B. 血压升高

C. 血压下降　　　　　　　　　　　　D. 低氧血症

E. 腹部疼痛

（三）**名词解释**

1. 产后出血

2. 子宫破裂

3. 羊水栓塞

（四）**简答题**

1. 简述产后出血患者的临床表现。

2. 简述子宫收缩乏力患者按摩子宫的方法。

3. 简述先兆子宫破裂的症状。

4. 简述羊水栓塞的治疗原则。

（五）**论述题**

某产妇，29 岁，身高 167cm，G₃P₁，平素月经规则。因"妊娠 39 周，下腹规律性疼痛 3 小时"入院待产。第一产程宫缩弱，予小剂量缩宫素静脉滴注，入院 20 小时后经阴道分娩一健康男婴，体重 3 500g。男婴娩出约半小时后胎盘胎膜完整娩出，软产道无裂伤。查体：腹软，子宫轮廓不清，按压宫底，阴道流血约 700ml。BP 90/65mmHg。产前规律产检，未见其他异常。

根据以上资料,请回答:

(1) 该患者最可能的临床诊断。

(2) 该类患者造成上述临床表现的主要原因。

(3) 该类患者产后主要护理措施。

## 三、习题解析

### (一) 单选题

1. 答案: C

解析: 脐带脱垂是胎膜早破的严重并发症,如不及时处理可致胎儿窘迫甚至胎儿死亡。

2. 答案: B

解析: 子宫收缩乏力是产后出血最常见的原因。

3. 答案: D

解析: 软产道裂伤出血者,胎儿娩出后,立即出现持续不断的阴道流血,且颜色鲜红能自凝。出血量与裂伤程度相关。

4. 答案: C

解析: 子宫收缩乏力性出血者往往出现间歇性阴道流血、血色暗红、有凝血块。子宫软,轮廓不清,按摩子宫时有大量血液或血块自阴道流出。

5. 答案: C

解析: 呼吸急促、胸痛、憋气、寒战、呛咳、头晕、乏力等可能是羊水栓塞患者的前驱症状,继而出现突发呼吸困难、发绀、昏迷、脉搏细速等心肺功能衰竭和休克。

6. 答案: C

解析: 病理性缩复环是先兆子宫破裂的典型体征,患者出现病理性缩复环后,应立即停用缩宫素,遵医嘱用哌替啶 100mg 肌内注射,并行剖宫产术前准备。

7. 答案: E

解析: 该产妇符合子宫破裂的症状。产妇突感下腹一阵撕裂样剧痛,子宫收缩骤然停止。腹痛稍缓和后,由于羊水、血液流入腹腔,继而出现全腹持续性疼痛,伴有面色苍白、冷汗、脉搏细速、呼吸急促、血压下降等低血容量性休克的征象。

8.(1) 答案: C

解析: 该产妇在胎儿娩出后出现骤然血压下降、低氧血症,符合羊水栓塞的诊断。

(2) 答案: A

解析: 吸氧可以改善羊水栓塞患者的低氧血症,地塞米松可以快速缓解羊水栓塞引起的过敏症状。

9.(1) 答案: B

解析: 该产妇腹部呈葫芦状,子宫上下段交界处可见环状凹陷且逐渐上升,为病理性缩复环,符合先兆子宫破裂的诊断。

(2) 答案: E

解析: 先兆子宫破裂的治疗原则为: 立即抑制宫缩,可肌内注射哌替啶 100mg 或静脉全身麻醉,并立即行剖宫产术。

## (二) 多选题

1. 答案: ABCD

解析: 产后出血的原因有子宫收缩乏力、软产道裂伤、胎盘因素和凝血功能障碍。

2. 答案: ACD

解析: 典型羊水栓塞三联征包括血压下降、低氧血症和凝血功能障碍。

## (三) 名词解释

1. 产后出血: 指胎儿娩出后 24 小时内,阴道分娩者出血量≥500ml,剖宫产者≥1 000ml。

2. 子宫破裂: 指妊娠晚期或分娩期子宫体部或子宫下段发生的破裂,是直接危及产妇和胎儿生命的严重产科并发症。

3. 羊水栓塞: 指在分娩过程中羊水突然进入母体血液循环引起的过敏样综合征、肺动脉高压、弥散性血管内凝血(DIC)、炎症损伤、休克和肾衰竭等一系列病理变化过程。

## (四) 简答题

1. 产后出血患者的临床表现: 产后出血主要表现为胎儿娩出后阴道流血,严重出血者可继发失血性休克、贫血等。具体症状为出血量多、出血速度快时,患者可出现面色苍白、皮肤湿冷、主诉口渴、头晕、心慌、血压下降、脉搏细速等休克表现;严重时表现为怕冷、寒战、打哈欠、懒言或表情淡漠、呼吸急促甚至烦躁不安,继而可转入昏迷状态。软产道损伤或阴道壁血肿的患者可有尿频或肛门坠胀感。

2. 按摩子宫的方法: ①腹壁单手按摩法; ②腹壁双手按摩法; ③腹部-阴道双手按摩子宫法。

3. 先兆子宫破裂的症状: 在临产过程中,当子宫收缩加强、胎儿下降受阻时,产妇出现下腹部疼痛拒按、烦躁不安、呼吸急促、脉搏加快、表情极其痛苦。膀胱受胎先露部紧压而充血,出现排尿困难,甚至出现血尿。

4. 羊水栓塞的治疗原则: 维持患者生命体征及保护器官功能,主要包括抗过敏、纠正呼吸循环功能衰竭、改善低氧血症、抗休克、纠正凝血功能障碍防止 DIC 和肾衰竭、立即终止妊娠等。

## (五) 论述题

(1) 该患者最可能的临床诊断是产后出血。

(2) 该类产妇造成上述临床表现的主要原因为子宫收缩乏力,任何影响子宫收缩和缩复功能的因素均可引起子宫收缩乏力性出血,常见因素:①全身因素:体质虚弱或合并慢性全身性疾病;患者精神紧张,对分娩恐惧等。②产科因素:前置胎盘、胎盘早剥、妊娠期高血压疾病、宫腔感染等,可使子宫肌水肿或渗血,影响收缩;产程延长致使体力过度消耗。③子宫因素:子宫过度膨胀、子宫肌壁损伤、子宫病变等。④药物因素:临产后过多使用镇静剂、麻醉剂或子宫收缩抑制剂。

(3) 该类患者产后护理措施主要有排空膀胱、加强宫缩以迅速止血。可采用按摩子宫、应用宫缩剂、宫腔纱条填塞、子宫压缩缝合、结扎盆腔血管、经导管动脉栓塞术或切除子宫等方法进行止血。若产妇产后出血量多而急,发生低血容量性休克,应迅速建立双静脉通道,及时补充血容量,取去枕平卧位,保持呼吸道通畅;给予吸氧、保暖;血压低时遵医嘱使用升压药物及肾上腺皮质激素，改善心，肾功能；抢救过程配合做好血气检查，及时纠正酸中毒；如尿量少于 25ml/h，应积极快速补液，监测尿量，防治肾衰；出现心衰时遵医嘱应用强心药物同时加用利尿剂；注意预防感染。

（李 青）

# 第十三章 | 产褥期并发症妇女的护理

## 一、本章小结

产褥期并发症主要包括产褥感染、产褥期抑郁症和晚期产后出血。产褥病率多由产褥感染引起，但也包括生殖道以外的其他感染。产妇体质虚弱、营养不良、孕期贫血、孕期卫生不良、胎膜早破、羊膜腔感染、慢性疾病、产程延长、产前产后出血过多、多次阴道检查、产科手术操作等，均可成为产褥感染的诱因。发热、疼痛、异常恶露是产褥感染的三大主要症状，由于感染部位、程度、扩散范围不同，其临床表现也不同。治疗应积极控制感染，并改善患者全身状况。产褥期抑郁症是产褥期精神障碍中最常见的一种类型，不仅影响产妇的康复，还会影响家庭功能及亲子行为，影响婴儿的认知及情感发育。临床表现为情绪改变、自我评价降低、创造性思维受损、主动性降低、对生活缺乏信心、厌食、睡眠障碍，严重者甚至绝望、自杀或有杀婴倾向。多在产后 2 周内发病，产后 4~6 周症状明显，病程可持续 3~6 个月。产褥期抑郁症的护理措施主要包括心理护理和药物治疗的护理。晚期产后出血多见于产后 1~2 周内，最常见的原因是胎盘、胎膜残留。临床表现为持续或间断阴道流血，亦可表现为突然阴道大量流血，可引起失血性休克或感染。

## 二、本章习题

（一）单选题（每道试题只有一个正确答案）

【A1 型题】

1. 关于产褥感染的三大主要症状，下列描述正确的是
   A. 伤口红肿、硬结、脓性分泌物流出
   B. 高热、寒战、脉搏细数
   C. 发热、疼痛、异常恶露
   D. 压痛、反跳痛、肌紧张
   E. 高热、寒战、腹痛

2. 造成晚期产后出血最常见的原因是
   A. 剖宫产术后切口裂开
   B. 胎盘胎膜残留
   C. 子宫复旧不全
   D. 蜕膜残留
   E. 感染

【A2 型题】

3. 某女，29 岁，$G_2P_0$。足月产后 3 日，下腹痛伴发热。查体：T 38.8℃，恶露多，脓性，子宫底脐上一指，压痛明显。该患者最可能的病理是

A. 子宫肌炎      B. 子宫内膜炎

C. 急性输卵管炎      D. 血栓性静脉炎

E. 盆腔结缔组织炎

4. 某女，32岁，G₂P₁。足月产后3日突然出现畏寒，高热，下腹痛伴有恶心、呕吐。查体：T 40℃，恶露多，下腹压痛、反跳痛、肌紧张感明显。该患者最可能的诊断是

A. 产后宫缩      B. 子宫内膜炎

C. 急性盆腔腹膜炎      D. 下肢血栓性静脉炎

E. 急性盆腔结缔组织炎

5. 某女，30岁，G₁P₁。产后重度失眠伴乏力1周，偶尔流露出自杀念头。针对该患者的处理措施，下列描述正确的是

A. 若爱丁堡产后抑郁量表第3条评分≥1分，应警惕患者出现伤害自己或婴儿的行为

B. 若爱丁堡产后抑郁量表总分≥13分为筛查阳性，提示患产褥期抑郁症的可能性大

C. 出院后社区工作人员应及时进行家庭访视

D. 重症患者由产科医生诊断治疗

E. 产后不能服用抗抑郁药物

6. 某女，34岁，G₂P₂。因"剖宫产术后2周，突发阴道大量流血3小时"就诊。查体：P 112次/min，血压90/50mmHg，下腹部剖宫产切口处有压痛。该患者出血最可能的原因是

A. 剖宫产子宫切口裂开      B. 产后子宫复旧不全

C. 产后休息过久      D. 子宫收缩乏力

E. 子宫感染

【A3/A4型题】

7. 某女，35岁，G₃P₁。足月产后3日，下腹痛、高热5小时。查体：T 38.7℃，子宫软，有压痛，宫底位于脐上1横指，恶露呈脓性。

(1) 该患者最可能的临床诊断是

A. 急性盆腔结缔组织炎      B. 急性子宫内膜炎

C. 急性输卵管炎      D. 急性腹膜炎

E. 急性宫颈炎

(2) 该患者首选的治疗方法是

A. 加用肝素钠，但用药期间需注意监测凝血功能

B. 未确定病原体时应选用广谱抗生素

C. 取平卧位休息

D. 及时切开引流

E. 及时清宫

(3) 对该患者的护理措施，下列描述正确的是

A. 每天用温水冲洗      B. 指导患者平卧位，以促进恶露引流

C. 教会患者自我观察，识别异常恶露      D. 出院前完成产后访视和产后健康检查

E. 阴道产妇哺乳者，抗生素给药剂量以最低剂量为准

8. 某女，28岁，$G_1P_0$。足月产后4日，T 37.8℃，子宫脐下2横指，轻压痛，恶露多呈脓性，有臭味，双乳稍胀，无明显压痛。

(1) 该患者最可能的临床诊断是

    A. 急性盆腔结缔组织炎　　　　　　B. 急性输卵管炎

    C. 子宫内膜炎　　　　　　　　　　D. 慢性盆腔炎

    E. 急性乳腺炎

(2) 该患者首选的治疗方法是

    A. 及时清宫　　　　　　　　　　　B. 手术治疗

    C. 肝素治疗　　　　　　　　　　　D. 切开引流

    E. 抗生素治疗

**（二）多选题**（每道试题有两个或两个以上正确答案）

关于产褥期抑郁症的护理措施，下列描述正确的是

    A. 鼓励患者多参与到照顾新生儿的活动中

    B. 警惕患者出现伤害自己或婴儿的行为

    C. 鼓励家庭成员多陪伴、倾听

    D. 指导患者避免与他人多交流

    E. 帮助患者适应母亲角色转换

**（三）名词解释**

1. 产褥感染

2. 晚期产后出血

**（四）简答题**

1. 简述产褥感染与产褥病率的异同。

2. 简述产褥感染的临床表现。

3. 简述产褥期抑郁症的临床表现。

## 三、习题解析

### （一）单选题

1. 答案：C

解析：考查产褥感染的临床表现。发热、疼痛、异常恶露是产褥感染的三大主要症状。

2. 答案：B

解析：胎盘、胎膜残留是晚期产后出血的最常见原因。

3. 答案：B

解析：子宫感染包括急性子宫内膜炎和子宫肌炎。子宫肌炎表现为腹痛，恶露增多呈脓性，子宫压痛明显，尤其是宫底部，子宫复旧不良，患者可出现高热、寒战、头痛等。

4. 答案：C

解析：急性盆腔腹膜炎患者出现严重全身症状及腹膜炎症状和体征，如高热、恶心、呕吐、腹胀，检查时下腹部有明显压痛、反跳痛、肌紧张。

5. 答案: B

解析: 爱丁堡产后抑郁量表总分≥13 分为筛查阳性, 提示患产褥期抑郁症的可能性大, 应转精神科明确诊断。量表第 10 条评分≥1 分, 应警惕患者出现伤害自己或婴儿的行为。出院后社区保健人员应及时进行家庭访视。

6. 答案: A

解析: 剖宫产子宫切口裂开或愈合不良所致的阴道流血, 多在产后 2~3 周内发生, 常表现为子宫突然大量出血, 可导致失血性休克。

7.(1) 答案: B

解析: 患者表现为产后发热、腹痛, 宫底有压痛, 恶露增多呈脓性, 符合急性子宫内膜炎的诊断。

(2) 答案: B

解析: 产褥感染未确定病原体时应选用广谱高效抗生素。半卧位以利于引流或促使炎症局限于盆腔。该患者目前无切开引流及清宫指征。

(3) 答案: C

解析: 教会患者自我观察, 识别异常恶露。抗生素治疗时应给药剂量充足, 维持血液中有效浓度, 达到最佳治疗效果。每天用温水清洗会阴。半卧位以促进恶露引流。

8.(1) 答案: C

解析: 病原体经胎盘剥离面侵入, 扩散至子宫蜕膜层称子宫内膜炎。子宫内膜炎表现为子宫内膜充血、坏死, 阴道内有大量脓性分泌物且伴有臭味。

(2) 答案: E

解析: 产褥感染患者未确定病原体时应选用广谱高效抗生素治疗, 然后根据细菌培养和药敏试验结果选择抗生素。

**(二) 多选题**(每道试题有两个或两个以上正确答案)

答案: ABCE

解析: 应鼓励患者宣泄、诉说内心感受, 耐心倾听并给予适当陪伴, 做好心理疏导工作, 减少不良精神刺激和压力。给患者提供更多的情感和社会支持, 鼓励患者对情绪和生活进行自我调节。鼓励家庭成员多陪伴、参与照顾患者及婴儿的日常生活, 建立与他人的良好沟通, 以缓解内心的压力和不良情绪。故不选 D。

**(三) 名词解释**

1. 产褥感染: 指分娩及产褥期生殖道受病原体侵袭, 引起局部或全身感染。

2. 晚期产后出血: 指分娩结束 24 小时后, 在产褥期内发生的子宫大量出血。其多见于产后 1~2 周内, 亦可迟至产后 8 周左右发病。

**(四) 简答题**

1. 产褥感染与产褥病率的异同: 产褥感染是指分娩及产褥期生殖道受病原体侵袭, 引起局部或全身感染。产褥病率是指分娩 24 小时以后的 10 日内, 每日测量体温 4 次, 每次间隔 4 小时, 有 2 次达到或超过 38℃。产褥病率多由产褥感染引起, 但也包括生殖道以外的其他感染如乳腺炎、上呼吸道感染、泌尿系统感染、血栓性静脉炎等。

2. 产褥感染的临床表现: 发热、疼痛、异常恶露是产褥感染的三大主要症状, 由于感染部位、程度、扩散范围不同，可表现为急性外阴、阴道、宫颈炎，子宫感染，急性盆腔结缔组织炎、急性输卵管炎、急性盆腔腹膜炎及弥漫性腹膜炎，血栓性静脉炎，甚至脓毒血症及败血症。

3. 产褥期抑郁症的临床表现：①情绪改变：心情压抑、沮丧、情绪淡漠，甚至焦虑、恐惧、易怒，夜间加重；有时表现为孤独、不愿见人或伤心、流泪。②自我评价降低：自暴自弃、罪恶感，对身边的人充满敌意，与家人关系不协调。③创造性思维受损，主动性降低。④对生活缺乏信心，觉得无意义，出现厌食、睡眠障碍、易感疲倦、性欲减退，严重者甚至绝望、自杀或有杀婴倾向，有时陷于错乱或昏睡状态。多在产后 2 周内发病，产后 4~6 周症状明显，病程可持续 3~6 个月。

（李 青）

# 第十四章 | 女性生殖系统炎症患者的护理

## 一、本章小结

女性生殖系统炎症是女性生殖系统常见病、多发病，主要包括外阴炎、阴道炎、子宫颈炎及盆腔炎性疾病。女性生殖系统具有比较完善的自然防御功能，若防御功能受到破坏，病原体易侵入生殖道造成炎症。病原体传播途径主要有沿生殖道黏膜上行蔓延、经淋巴系统蔓延、经血液循环播散和直接蔓延。非特异性外阴炎症患者常表现为外阴瘙痒、疼痛和灼热感，护理主要为对症护理和健康指导。前庭大腺炎症多为混合性细菌感染所致，以育龄期妇女多见。前庭大腺炎起病急，常发生于单侧，初期外阴局部肿胀、疼痛、灼热感，应根据病原体选用敏感的抗生素控制急性炎症。阴道炎症包括滴虫阴道炎、外阴阴道假丝酵母菌病（VVC）、萎缩性阴道炎和细菌性阴道病。不同阴道炎症患者的临床表现、辅助检查、治疗方法和用药护理均有所不同，应针对病原体的特点选择合适的药物治疗，滴虫阴道炎患者要求性伴侣同时治疗。子宫颈炎症分为急性和慢性子宫颈炎症，物理治疗为慢性子宫颈炎的主要治疗方法。盆腔炎性疾病主要包括子宫内膜炎、输卵管炎、输卵管卵巢脓肿及盆腔腹膜炎。炎症可局限于一个部位，也可同时累及几个部位，最常见的是输卵管炎及输卵管卵巢炎。治疗原则主要是经验性、广谱、及时及个体化的抗生素治疗。盆腔炎性疾病后遗症应积极防治，多采用综合性治疗方案控制炎症，同时注意增强机体抵抗力，缓解症状，增加受孕机会。

## 二、本章习题

（一）**单选题**（每道试题只有一个正确答案）

【A1 型题】

1. 下列影响阴道自净作用的激素是
   - A. 促卵泡激素
   - B. 黄体生成素
   - C. 雌激素
   - D. 孕激素
   - E. 雄激素

2. 关于适宜阴道毛滴虫生长、繁殖的阴道 pH，下列描述正确的是
   - A. 4.0~5.2
   - B. 5.2~6.6
   - C. 7.0~7.6
   - D. 7.6~8.0
   - E. 8.0~8.6

3. 阴道分泌物呈大量泡沫状,灰黄色,质稀薄伴腥臭味,最可能为

    A. 前庭大腺炎                B. 滴虫阴道炎

    C. 萎缩性阴道炎            D. 细菌性阴道病

    E. 阴道假丝酵母菌病

4. 关于慢性子宫颈炎的护理措施,下列描述正确的是

    A. 月经干净后 15 日可做激光治疗    B. 伴有急性生殖器炎症者可行物理治疗

    C. 首先行子宫颈细胞学检查排除癌变    D. 治疗后 2 周即可盆浴、性交

    E. 子宫颈肥大者需积极治疗

5. 外阴阴道假丝酵母菌病的主要传染途径是

    A. 体液传播                  B. 内源性传染

    C. 母婴垂直传染            D. 衣物间接传染

    E. 性交直接传染

【A2 型题】

6. 某女,35 岁,$G_1P_1$。因"白带增多,外阴瘙痒伴灼痛 1 周"就诊。妇科检查:阴道内灰白泡沫状分泌物,量多,阴道壁散在红斑点。有助于该患者诊断的检查是

    A. 阴道分泌物涂片检查          B. 盆腔超声检查

    C. 阴道镜检查               D. 诊断性刮宫

    E. 宫颈刮片

7. 某女,28 岁,$G_1P_1$。因"下腹痛伴高热 1 小时"就诊。妇科检查:阴道窥器检查见有较多脓性分泌物从宫颈口流出,宫颈充血,宫颈举痛,左侧附件区可扪及一拳头大小包块,有压痛及反跳痛。初步诊断为盆腔炎性疾病,并考虑有盆腔脓肿存在。对该患者的处理,下列描述正确的是

    A. 指导高热量、高蛋白、高维生素普食    B. 遵医嘱及时给予抗生素抗感染治疗

    C. 立即给予物理治疗            D. 休息时取侧卧位

    E. 以期待治疗为主

8. 某女,34 岁,$G_2P_1$。因下肢骨折感染应用抗生素 12 日,出现外阴瘙痒、阴道分泌物增多,该患者最可能的诊断是

    A. 滴虫阴道炎                B. 细菌性阴道病

    C. 萎缩性阴道炎             D. 非特异性外阴炎

    E. 阴道假丝酵母菌病

9. 某女,65 岁,已绝经 8 年。近半个月来阴道流黄水样分泌物,有时带血,经检查排除恶性肿瘤后,则该患者最可能的临床诊断是

    A. 萎缩性阴道炎             B. 滴虫阴道炎

    C. 子宫内膜炎              D. 宫颈肥大

    E. 宫颈息肉

10. 某女,34 岁,$G_2P_1$。因"外阴瘙痒伴阴道分泌物增多 2 周"就诊,诊断为外阴阴道假丝酵母菌病。关于该病的临床表现,下列描述正确的是

    A. 小阴唇及阴道粘连          B. 黄色水样分泌物

C. 豆渣样分泌物                                    D. 米汤样分泌物

E. 草莓样宫颈

11. 某女, 40 岁, $G_2P_2$。因"阴道分泌物增多 3 个月"就诊, 诊断为慢性子宫颈炎。计划实施物理治疗, 护士对其进行健康指导, 下列描述正确的是

A. 治疗后可出现阴道分泌物增多, 甚至大量水样排液

B. 治疗后第一次月经干净后复查

C. 若无阴道出血, 则不必复查

D. 治疗后每日行阴道冲洗

E. 确诊后可直接进行治疗

**【A3/A4 型题】**

12. 患者, 女, 60 岁, 已绝经 6 年。糖尿病病史 5 年, 近日来外阴奇痒, 白带多。妇科检查: 阴道可见白色豆腐渣样分泌物。

(1) 目前患者最可能的临床诊断是

A. 外阴炎                                    B. 宫颈炎

C. 滴虫阴道炎                                D. 萎缩性阴道炎

E. 阴道假丝酵母菌病

(2) 该患者的用药护理, 下列描述正确的是

A. 指导患者阴道局部用药, 制霉菌素制剂, 每晚 1 粒（10 万 U）, 连用 7 日

B. 指导患者阴道局部用药, 咪康唑栓剂, 每晚 1 粒（200mg）, 连用 3 日

C. 指导患者阴道局部用药, 克霉唑栓剂, 1 粒（500mg）, 单次用药

D. 指导患者阴道局部用药, 咪康唑栓剂, 1 粒（400mg）, 单次用药

E. 同时对性伴侣进行常规治疗, 口服氟康唑 150mg, 顿服

13. 某女, 36 岁, $G_3P_2$, 平素月经规则。因"人工流产术后 1 周, 高热 1 日"入院。查体: 体温 39.2℃, 心率 95 次 /min, 血压 105/80mmHg, 心肺无异常。妇科检查: 阴道内大量脓性分泌物, 宫颈充血, 举痛明显, 宫体略大, 压痛明显, 双附件区未扪及异常, 白细胞总数 $18×10^9$/L, 中性粒细胞比例 85%。

(1) 该患者最可能的临床诊断是

A. 急性输卵管炎                              B. 盆腔炎性疾病

C. 急性子宫颈炎                              D. 急性败血症

E. 急性腹膜炎

(2) 关于当前该患者首选的处理措施, 下列描述正确的是

A. 行宫颈分泌物检查及药物敏感试验         B. 行血培养及药物敏感试验

C. 立即物理治疗                              D. 立即手术治疗

E. 坐浴每日 1 次

**（二）多选题**（每道试题有两个或两个以上正确答案）

1. 关于盆腔炎性疾病后遗症的预防与护理, 下列描述正确的是

A. 注意性生活卫生

B. 慢性盆腔痛患者需要行手术治疗

C. 盆腔手术患者严格遵循无菌操作

D. 盆腔炎性疾病患者应及时接受正规治疗

E. 盆腔炎性疾病反复发作者可在抗生素治疗基础上酌情手术

2. 关于细菌性阴道病，下列描述正确的是

A. 10%~40% 患者无症状　　　　　　B. 妊娠期有症状者需治疗

C. 阴道黏膜无明显充血等炎症表现　　D. 拟行子宫切除者，若无症状不需治疗

E. 有症状者表现为阴道分泌物增多，有鱼腥臭味

### （三）名词解释

1. 阴道自净作用

2. 前庭大腺炎症

3. 盆腔炎性疾病后遗症

### （四）简答题

1. 简述滴虫阴道炎患者的随访指导。

2. 简述外阴阴道假丝酵母菌病的治疗原则。

3. 简述慢性宫颈炎患者物理治疗的注意事项。

4. 简述盆腔炎性疾病患者的症状。

### （五）论述题

某女，36 岁，$G_3P_0$，已婚 7 年。曾人工流产 3 次，每次流产后均有发热，以后一直未孕。2 年来患者常感下腹隐痛、月经期加重，白带多，呈脓性，月经不规则、量多。妇科检查：子宫后位，稍大，质中，活动欠佳；左侧附件有鸡蛋大小包块，呈条索状增厚，压痛明显。右侧附件未见异常。

根据以上资料，请回答：

（1）该患者最可能的临床诊断。

（2）该类患者的处理原则。

（3）该类患者的护理措施。

## 三、习题解析

### （一）单选题

1. 答案：C

解析：阴道自净作用受卵巢分泌的雌激素的影响。雌激素使阴道上皮增生变厚，上皮细胞内的糖原含量增加，在阴道乳酸杆菌的作用下，分解为乳酸以维持阴道正常酸性环境（pH 多在 3.8~4.4），使适于弱碱性环境的病原菌的活动和繁殖受到抑制。

2. 答案：B

解析：温度 25~40℃、pH 5.2~6.6 的潮湿环境最适宜阴道毛滴虫生长繁殖，能在 3~5℃生存 21 日，在 46℃生存 20~60 分钟。

3. 答案：B

解析：滴虫阴道炎为灰黄色泡沫白带，萎缩性阴道炎为淡黄色稀薄白带，假丝酵母菌性阴道病为白色豆腐渣样白带，细菌性阴道病有难闻的臭味或鱼腥味。

4. 答案：C

解析：慢性子宫颈炎治疗前需先排除子宫颈鳞状上皮内病变和子宫颈癌。物理治疗时间选择在月经干净后 3~7 日内进行；有急性生殖器炎症者为物理治疗禁忌；术后在创面尚未愈合期间（4~8 周）禁盆浴、性交和阴道冲洗；子宫颈肥大一般无需治疗。

5. 答案：B

解析：内源性传染为外阴阴道假丝酵母菌病的主要传播途径，假丝酵母菌为条件致病菌，可寄生在阴道、肠道和口腔，一旦条件适宜，这三个部位的假丝酵母菌可以互相传染。

6. 答案：A

解析：该患者最可能的诊断是阴道炎，患者可采用阴道分泌物涂片检查进行诊断。

7. 答案：B

解析：该患者为盆腔炎性疾病，并考虑有盆腔脓肿存在，需遵医嘱给予抗生素抗感染治疗，在诊断 48 小时内及时用药将明显降低盆腔炎性疾病后遗症的发生。抗生素控制不满意的盆腔脓肿可行手术治疗；嘱患者取半卧位，以利于炎症局限。给予高热量、高蛋白、高维生素、流质或半流质饮食。

8. 答案：E

解析：假丝酵母菌性阴道病最常见的病原体为白假丝酵母菌。白假丝酵母菌为条件致病菌，当阴道内糖原增多、酸度增加、局部免疫力下降时，最适合假丝酵母菌繁殖。常见的诱因有妊娠、糖尿病、大量雌激素治疗、长期应用广谱抗生素、大量应用免疫抑制剂等。

9. 答案：A

解析：萎缩性阴道炎阴道分泌物稀薄，呈淡黄色，感染严重者呈血样脓性分泌物。该患者为老年女性，出现血性分泌物，排除恶性肿瘤后可考虑为萎缩性阴道炎。

10. 答案：C

解析：外阴阴道假丝酵母菌病妇科检查可见外阴红斑、水肿，常伴有皮肤抓痕，严重者可见皮肤皲裂、表皮脱落。阴道黏膜红肿，可见白色，稠厚，呈凝乳状或豆腐渣样分泌物。小阴唇内侧及阴道黏膜附有白色膜状物，擦除后露出红肿黏膜面。

11. 答案：A

解析：患者物理治疗前应常规行子宫颈细胞学检查，排除子宫颈癌和子宫颈鳞状上皮内病变。物理治疗术后均有阴道分泌物增多，在子宫颈创面痂皮脱落前，阴道有大量黄水流出。一般于两次月经干净后 3~7 日复查，了解创面愈合情况。术后应每日清洗外阴 2 次，保持外阴清洁，在创面尚未愈合期间（4~8 周）禁盆浴、性交和阴道冲洗。

12.（1）答案：E

解析：患者有糖尿病病史，外阴瘙痒，白带呈豆腐渣样，考虑假丝酵母菌性阴道炎。

（2）答案：C

解析：阴道假丝酵母菌病患者阴道局部用药指导：①克霉唑栓剂，1 粒（500mg），单次用药；或每晚 1 粒（150mg），连用 7 日。②咪康唑栓剂，每晚 1 粒（200mg），连用 7 日；或每晚 1 粒（400mg），连用 3 日；或 1 粒（1 200mg），单次用药。③制霉菌素制剂，每晚 1 粒

（10 万 U），连用 10~14 日。对于不能耐受局部用药、无性生活史者及不愿采用局部用药者，可选用口服药物。若为单纯性 VVC，常用氟康唑 150mg，顿服。重度 VVC 患者则 72 小时后需加服 1 次。无需对性伴侣进行常规治疗。

13.（1）答案：B

解析：该患者人工流产后出现体温升高，阴道内大量脓性分泌物，宫颈充血，抬举痛明显，宫体略大，压痛明显等表现，同时血常规提示白细胞升高，以中性粒细胞为主，可考虑为人流后感染所致的盆腔炎性疾病。

（2）答案：A

解析：盆腔炎性疾病患者可根据宫颈分泌物检查及药物敏感试验的结果选择敏感的抗生素治疗。

（二）多选题

1. 答案：ACDE

解析：对于慢性盆腔痛可对症处理，或给予中药、理疗等综合治疗；盆腔炎性疾病反复发作者可在抗生素治疗基础上酌情手术；输卵管积水者需行手术治疗。

2. 答案：ABCE

解析：为避免上行性感染，准备进行宫腔手术操作或子宫切除的细菌性阴道病患者即使无症状也需要接受治疗。

（三）名词解释

1. 阴道自净作用：阴道黏膜被覆鳞状上皮，青春期后，受卵巢分泌的雌激素的影响，阴道上皮增生变厚，上皮细胞内的糖原含量增加，在阴道乳酸杆菌的作用下，分解为乳酸以维持阴道正常酸性环境（pH 多在 3.8~4.4），使适于弱碱性环境的病原菌的活动和繁殖受到抑制，称为阴道自净作用。

2. 前庭大腺炎症：由病原体侵入前庭大腺所致，可分为前庭大腺炎、前庭大腺脓肿和前庭大腺囊肿。

3. 盆腔炎性疾病后遗症：盆腔炎性疾病若被延误诊断和未能得到有效治疗，有可能导致上生殖道感染后遗症（不孕、输卵管妊娠、慢性盆腔痛等），称为盆腔炎性疾病后遗症。

（四）简答题

1. 滴虫阴道炎患者的随访指导：由于滴虫阴道炎患者再感染率高，可考虑对性活跃期患者在最初感染的 3 个月后重新筛查。对甲硝唑 2g 单次口服治疗失败且排除再次感染者，按医嘱增加甲硝唑疗程及剂量仍有效。若为初次治疗失败，可重复应用甲硝唑 400mg，每日 2 次，连服 7 日；或替硝唑 2g，单次口服。若治疗仍失败，给予甲硝唑 2g，每日 1 次，连服 5 日或替硝唑 2g，每日 1 次，连服 5 日。

2. 外阴阴道假丝酵母菌病的治疗原则：消除诱因，根据患者情况选择局部或全身应用抗真菌药物，以局部用药为主。①消除诱因：积极治疗糖尿病，及时停用广谱抗生素、雌激素及皮质类固醇。②抗真菌治疗：单纯性 VVC 主要以局部短疗程抗真菌药物为主，可全身用药或局部用药，常用唑类抗真菌药物。复发性 VVC 可采用强化治疗和巩固治疗。

3. 慢性宫颈炎患者物理治疗的注意事项：①治疗前应常规行子宫颈细胞学检查，排除子宫颈癌和子宫颈鳞状上皮内病变。②急性生殖器炎症者列为禁忌。③治疗时间选择在月经干净后 3~7 日内进行。④术后应每日清洗外阴 2 次，保持外阴清洁，在创面尚未愈合期间（4~8 周）禁盆浴、性交和阴道冲洗。⑤患者术后均有阴道分泌物增多，在子宫颈创面痂皮脱落前，阴道有大量黄水流出，在术后 1~2 周脱痂时可有少量血水或少许流血，如出血量多需急诊处理，局部用止血粉或压迫止血，必要时加用抗生素。⑥一般于两次月经干净后 3~7 日复查，了解创面愈合情况，同时注意观察有无子宫颈管狭窄。未痊愈者可择期再次治疗。

4. 盆腔炎性疾病患者的症状：轻者无症状或症状轻微不易被发现，常因延误正确治疗而导致上生殖道感染后遗症。常见症状为下腹痛、发热、阴道分泌物增多。腹痛为持续性，活动或性交后加重。重者可有寒战、高热、头痛、食欲缺乏等。月经期发病者可出现经量增多、经期延长。腹膜炎者出现消化系统症状如恶心、呕吐、腹胀、腹泻等。若有脓肿形成，可有下腹包块及局部压迫刺激症状。

### （五）论述题

(1) 该患者最可能的临床诊断：盆腔炎性疾病后遗症。

(2) 该类患者的处理原则：盆腔炎性疾病后遗症多采用综合性治疗方案控制炎症，同时注意增强机体抵抗力，缓解症状，增加受孕机会。①物理疗法：能促进盆腔局部血液循环，改善组织营养状态，提高新陈代谢，有利于炎症吸收和消退，常用的有激光、短波、超短波、微波、离子透入等。②中药治疗：结合患者特点，通过清热利湿、活血化瘀或温经散寒、行气活血达到治疗目的。③西药治疗：针对病原菌选择有效抗生素控制炎症，还可采用透明质酸酶等促使炎症吸收。④输卵管积水者可手术治疗。⑤不孕妇女可选择辅助生殖技术达到受孕目的。

(3) 该类患者的护理措施：①一般护理：嘱患者卧床休息，取半卧位，有利于脓液积聚于子宫直肠陷凹使炎症局限。给予高热量、高蛋白、高维生素、流质或半流质饮食。每日消毒外阴 2 次，保持外阴清洁。②心理护理：尊重、关心患者，鼓励患者诉说内心的感受，缓解焦虑情绪。③对症护理：对于被确定为盆腔炎性疾病后遗症的患者，酌情选择治疗方案：不孕患者多需辅助生殖技术协助受孕；对于慢性盆腔痛可对症处理，或给予中药、理疗等综合治疗；盆腔炎性疾病反复发作者可在抗生素治疗基础上酌情手术；输卵管积水者需行手术治疗。④其他护理：遵医嘱纠正水、电解质紊乱和酸碱失衡；高热时采用物理降温，若有腹胀应行胃肠减压。⑤健康指导：做好经期、妊娠期及产褥期的卫生宣教；指导性生活卫生，减少性传播疾病，月经期禁止性交；对沙眼衣原体感染的高危妇女进行筛查和治疗可减少盆腔炎性疾病发生率。

（李 青）

# 第十五章 ｜ 妇科手术患者的围术期护理

## 一、本章小结

本章主要内容包括腹部手术和外阴及阴道手术患者的围术期护理。手术既是治疗的过程，也是创伤的过程。

妇科腹部手术根据手术范围可分为剖腹探查术、附件切除术、次全子宫切除术、全子宫切除术、全子宫及附件切除术及盆腔淋巴结清扫术等；根据手术急缓程度可分为择期手术、限期手术和急诊手术。术前对患者生理、心理-社会进行全面评估并做好术前护理，术前护理包括一般护理、心理护理、术前指导及术前准备。术后护理包括术后患者生理、心理-社会进行全面评估，主要包括术后患者生命体征、神志、皮肤、疼痛、各种引流管及有无下肢深静脉血栓形成的高危因素。主要护理措施是对症护理，包括病情观察、疼痛护理、留置管的护理、术后常见并发症护理，其中术后常见并发症有腹胀、便秘、尿潴留及下肢深静脉血栓。

外阴手术是指女性外生殖器部位的手术，包括外阴癌根治术等。阴道手术是指阴道局部手术及经阴道的手术，如宫颈或子宫内膜活检术、子宫黏膜下肌瘤摘除术、阴式子宫切除术、计划生育手术等。术前对患者生理、心理-社会进行全面评估，提供心理护理、皮肤准备（皮肤准备范围上至耻骨联合上 10cm，下至外阴部、肛门周围、臀部及大腿内侧上 1/3）、肠道准备、阴道准备及特殊用物准备。术后护理包括安置体位、观察切口、疼痛护理、会阴护理、导尿管及肠道护理，同时注意避免增加腹压。

## 二、本章习题

### （一）单选题（每个题目只有一个正确答案）

【A1 型题】

1. 关于妇科腹部手术的术前护理措施，下列描述正确的是
   A. 术前 1 日晚上常规使用地西泮　　　　B. 指导患者练习在床上使用便器
   C. 术前 1 小时可喝少量清水　　　　　　D. 术前 1 日留置导尿管
   E. 术前 4 小时禁食

2. 关于经腹子宫全切术的术前准备，下列描述正确的是
   A. 术前 3 日每日阴道冲洗　　　　　　　B. 术前 3 日皮肤准备
   C. 术前 3 日每日灌肠　　　　　　　　　D. 手术日行输血准备

E. 观察生命体征

3. 关于经腹行全子宫切除术的患者术前备皮范围,下列描述正确的是
    A. 上至剑突下,两侧至腋中线,下达阴部和大腿上 1/3 处
    B. 上至剑突下,两侧至腋前线,下达阴部和大腿上 1/3 处
    C. 上至脐部,两侧至腋中线,下达阴部和大腿上 1/3 处
    D. 上至脐部,两侧至腋中线,下达阴部和大腿上 2/3 处
    E. 上至剑突下,两侧至腋中线,下达大腿上 2/3 处

4. 妇科腹部手术术后 24 小时内,负压引流液一般**不超过**
    A. 100ml                         B. 200ml
    C. 300ml                         D. 400ml
    E. 500ml

5. 关于妇科手术的术后护理措施,下列描述正确的是
    A. 广泛全子宫切除及淋巴结清扫术后留置导尿管 1~2 日
    B. 不涉及肠道的手术患者,术后 2 小时进流质饮食
    C. 妇科阴道手术后 48 小时方可取出阴道内纱布块
    D. 会阴Ⅲ度裂伤修补术后无需控制首次排便时间
    E. 术后保持会阴部清洁、干燥

6. 关于阴道后壁修补术术后的健康指导,下列描述正确的是
    A. 术后 1 个月内避免增加腹压及重体力劳动
    B. 检查确定伤口完全愈合后方可恢复性生活
    C. 术后 1 个月内禁止性生活及盆浴
    D. 出院后 6 个月到门诊复查
    E. 可采取蹲位

7. 关于外阴阴道手术术后的体位安置要求,下列描述正确的是
    A. 子宫脱垂患者做阴式子宫切除术后早期可取半卧位
    B. 行外阴根治术的外阴癌患者术后取半卧位
    C. 阴道壁修补术的患者术后可采取半卧位
    D. 膀胱 - 阴道瘘患者术后取健侧卧位
    E. 处女膜切开术术后取平卧位

8. 关于硬膜外麻醉者术后平卧位观察的时间,下列描述正确的是
    A. 术后 1~2 小时                   B. 术后 3~4 小时
    C. 术后 4~6 小时                   D. 术后 6~8 小时
    E. 术后 10 小时

【A2 型题】
9. 某女,46 岁,G₃P₂,因宫颈癌入院准备手术,拟行广泛性子宫切除术加盆腔淋巴结清扫术。关于该患者术后的护理措施,下列描述正确的是
    A. 术后每小时观察并记录生命体征,平稳后改为每 4 小时一次
    B. 拔除导尿管前,定时间段放尿,以训练膀胱功能

C. 术后留置导尿管 2~3 日

D. 腹腔引流管可留置 7 日

E. 常规阴道冲洗每日 4 次

10. 某女，50 岁，因子宫肌瘤入院准备手术，拟经腹行全子宫切除术，术前 1 日护士为该患者行阴道冲洗，并为患者解释该操作最主要的目的是

A. 保持宫颈、阴道清洁　　　　　　　　B. 避免阴道分泌物刺激

C. 预防术后尿路感染　　　　　　　　　D. 治疗子宫颈炎症

E. 治疗阴道炎症

11. 某女，48 岁，$G_1P_1$，因子宫腺肌病入院准备手术，拟经腹行全子宫切除术，护士为其留置导尿管，并解释术前留置导尿管的主要目的是

A. 收集无菌尿标本做细菌培养　　　　　B. 避免术后泌尿系统感染

C. 避免术中误伤到膀胱　　　　　　　　D. 保持会阴部清洁干燥

E. 测定残余尿

【A3/A4 型题】

12. 某女，48 岁，$G_6P_3$，平素月经规则无痛经。因"性交后出血 3 月余"就诊。查体：子宫正常大小，宫颈 9 点处可见一直径约 1cm 菜花样肿块，触之出血，其他未见异常。

(1) 该患者最可能的临床诊断是

A. 子宫内膜异位症　　　　　　　　　　B. 卵巢恶性肿瘤

C. 子宫内膜癌　　　　　　　　　　　　D. 子宫颈癌

E. 子宫肌瘤

(2) 若拟行手术治疗，关于术后护理，下列描述正确的是

A. 告知术后留置尿管 24~48 小时即可拔除

B. 术后生命体征平稳后可采取半卧位

C. 告知患者术后 72 小时排气为正常

D. 术后 48 小时后方可下床活动

E. 术后 6 小时进半流质饮食

(二) 多选题（每道题有两个或两个以上正确答案）

关于妇科腹部手术的术后体位安置要求，下列描述正确的是

A. 硬膜外麻醉者术后可睡软枕平卧 4~6 小时

B. 蛛网膜下腔麻醉者术后去枕平卧 4~6 小时

C. 全身麻醉未清醒者取平卧位，头偏向一侧

D. 全身麻醉清醒后可根据患者需要选择卧位

E. 麻醉作用未消失前均需绝对卧床

(三) 简答题

1. 简述妇科腹部手术术后导尿管的护理要点。

2. 简述妇科阴式手术的皮肤准备范围。

3. 简述外阴及阴道手术术后的肠道护理要点。

4. 简述妇科腹部手术患者发生尿潴留的常见原因及预防措施。

## （四）论述题

某女，47岁，$G_2P_1$，平素月经规则。因"发现下腹包块1月余伴阴道流血20日"入院。查体：贫血貌，子宫前位，增大如孕3月，可活动，无压痛，前壁可触及质硬包块。超声检查提示子宫增大，前壁见6cm×5cm×4cm低回声区。患者诉近半年月经不规则、经期延长、经量大。hCG（-）。其他未见异常。

根据以上资料，请回答：

1. 该患者最可能的临床诊断。

2. 如需腹部手术治疗，该类患者应采取的主要术前准备。

# 三、习题解析

## （一）单选题

1. 答案：B

解析：因镇静药物可延迟术后苏醒及活动的时间，故术前12小时应避免使用；术前2小时禁饮，术前6小时禁食；手术当日留置导尿管。

2. 答案：E

解析：全子宫切除术者于手术前1日行阴道冲洗，在手术室于手术前再次消毒宫颈、阴道；术前1日行输血准备；在未涉及肠道的妇科手术中，取消术前肠道准备；手术日行皮肤准备。

3. 答案：A

解析：妇科腹部手术范围是上自剑突下，两侧至腋中线，下达两大腿上1/3处及外阴部的皮肤。

4. 答案：B

解析：妇科腹部手术术后引流管一般在24小时内负压引流液不超过200ml。

5. 答案：E

解析：广泛全子宫切除及淋巴结清扫术后导尿管常留置7日或更长时间；不涉及肠道的手术患者，术后6小时进流质饮食；会阴Ⅲ度裂伤修补术后需控制首次排便时间；妇科阴道手术后12~24小时取出阴道内纱布块。

6. 答案：B

解析：术后3个月内避免蹲位、重体力劳动及用力排便、剧烈咳嗽等增加腹压的动作。定期随访，检查确定伤口完全愈合后方可恢复性生活。

7. 答案：D

解析：子宫脱垂患者做阴式子宫切除术后早期要避免半卧位；行外阴根治术的外阴癌患者术后采取平卧位，双腿外展屈膝；阴道壁修补术的患者术后以平卧为宜，禁止半卧位；处女膜切开术术后取半卧位，以利于经血引流。

8. 答案：C

解析：硬膜外麻醉者，术后可睡软枕平卧，观察4~6小时，生命体征平稳后可采取半卧位。

9. 答案：B

解析:术后每 15~30 分钟观察并记录生命体征,平稳后改为每 4 小时一次;术后留置导尿管 7~14 日,拔除导尿管前,定时放尿,以训练膀胱功能;引流管一般留置 2~3 日;术后每日擦洗会阴 2 次。

10. 答案:A

解析:对于拟行全子宫切除术者,为防止微生物经阴道侵入手术部位,需清洁和消毒阴道和宫颈。可于手术前 1 日行阴道冲洗,在手术室于手术前再次消毒宫颈、阴道,消毒时注意阴道穹隆。

11. 答案:C

解析:妇科腹部手术术前留置导尿管目的是排空膀胱,避免术中误伤。

12.(1)答案:D

解析:该患者有性交后出血的临床表现,同时妇科检查见宫颈处有菜花样肿块,可考虑为子宫颈癌。

(2)答案:B

解析:宫颈癌术后留置导尿管 7~14 日;通常患者在术后 48 小时内排气,标志肠蠕动恢复;术后 6 小时进流质饮食;鼓励患者在术后 24 小时内尽早下床活动。

(二)多选题

答案:ABCD

解析:无论采取何种卧位,都应注意在保证患者舒适的情况下,定时给患者翻身,协助术后早期肢体活动,以促进术后恢复。

(三)简答题

1. 除子宫根治术外,应避免使用导尿管,或在术后 24 小时内拔除导尿管。宫颈癌、卵巢癌等疾病的手术范围较大,神经损伤难以短期恢复,影响膀胱功能,导尿管常需保留 7 日或更长时间。置管期间定期观察并记录尿液的色、质、量。集尿袋每周更换 2 次,保持引流通畅、避免导管扭曲或受压,避免尿潴留及逆流。置管期间 250mg/L 碘伏溶液每日擦洗会阴 2 次,预防感染。拔管后鼓励患者多饮水、及时排尿,排尿有困难者要测残余尿量。

2. 皮肤准备范围上至耻骨联合上 10cm,下至外阴部、肛门周围、臀部及大腿内侧上 1/3。外阴局部皮肤感染或有湿疹者,治愈后方能手术。此外,若手术需要植皮的患者,应遵医嘱做好供皮区的皮肤准备。毛发稀少的部位无需常规剃毛,如需备皮,最好以剪毛代替剃毛。

3. 为防止粪便对伤口的污染及排便时对伤口的牵拉,应控制首次排便的时间。涉及肠道的手术应在患者排气后,遵医嘱使用药物抑制肠蠕动,常用药物为鸦片酊 5ml,加水至 100ml 口服,每日 3 次,每次 10ml。于术后第 5 日给予缓泻剂,使粪便软化,避免排便困难。

4. 不习惯卧床排尿、留置导尿管的机械性刺激是术后患者尿潴留的主要原因。预防措施有鼓励患者坐位排尿、增加液体入量、听流水声等。若以上措施无效,则再导尿。宜暂时留置导尿管者,每 3~4 小时开放一次,以训练膀胱功能。

(四)论述题

1. 该患者最可能的临床诊断:子宫肌瘤。

2. 如需腹部手术治疗,该类患者应采取的主要术前准备:①观察生命体征:生命体征与患者病情密切相关,应根据医嘱进行观察测量。②保证足够营养:术前营养状况直接影响术后康复。③处理术前合并症:对合并贫血、营养不良、高血压、糖尿病、心脏疾患等患者,要及时给予适当的治疗,争取调整到最佳身心状态,为手术创造条件。④确认术前检查项目的完整性:确认必要的术前检查。⑤签手术同意书:尊重患者知情同意的权利,签署手术同意书。⑥术前1日护理:输血准备、清洁、阴道准备、肠道准备、镇静剂使用。⑦手术日护理:测量生命体征;皮肤准备;取下患者活动义齿、发夹、首饰及贵重物品,交家属妥善保管;备好患者去手术室携带的物品;留置导尿管;与手术室护理人员交接患者。

（单伟颖）

# 第十六章 | 女性生殖系统肿瘤患者的护理

## 一、本章小结

本章主要内容包括子宫颈肿瘤、子宫肌瘤、子宫内膜癌和卵巢肿瘤,其中,子宫颈肿瘤包括子宫颈鳞状上皮内病变和子宫颈癌。子宫颈鳞状上皮内病变可分为低级别和高级别病变,高级别病变为癌前病变。发病与高危型人乳头状瘤病毒(HPV)持续感染密切相关,转化区为子宫颈鳞状上皮内病变及子宫颈癌的好发部位。子宫颈锥切术是治疗高级别病变的主要手段。预防接种和筛查是预防子宫颈癌的有效措施;宫颈癌是最常见的妇科恶性肿瘤,早期病例的诊断应采用子宫颈细胞学检查和 / 或 HPV 检测、阴道镜检查、子宫颈活组织检查的"三阶梯"诊断程序。直接蔓延和淋巴转移是主要转移途径。宫颈癌早期典型症状表现为接触性阴道出血。治疗以手术、放疗为主,化疗为辅的综合治疗方案;子宫肌瘤是最常见的妇科良性肿瘤,按肌瘤与肌壁的位置关系分为肌壁间肌瘤、黏膜下肌瘤和浆膜下肌瘤。临床最常见的症状是月经改变。超声检查是常用、准确的辅助检查手段。无症状者一般不需治疗,症状轻、近绝经年龄者可采用非手术治疗。手术是最有效的治疗方法,适用于有症状或有肉瘤变者;子宫内膜癌以内膜样腺癌最常见,分为雌激素依赖型和非雌激素依赖型。绝经后阴道流血或阴道排液是典型临床表现。诊断性刮宫及宫腔镜下活检为最常用的诊断方法,手术治疗为首选;卵巢恶性肿瘤死亡率居妇科恶性肿瘤首位,一经确诊,首选手术治疗,化疗是主要的辅助治疗。并发症包括蒂扭转、破裂、感染和恶变。直接蔓延、腹腔种植及淋巴转移是主要转移途径。

## 二、本章习题

(一) **单选题**(每道题只有一个正确答案)

【A1 型题】

1. 子宫颈癌最常见的发病因素是
    A. 高危型 HPV 持续感染　　　　　B. 与高危男子有性接触
    C. 早婚、早育　　　　　　　　　　D. 多个性伴侣
    E. 慢性宫颈炎
2. 子宫颈癌确诊的可靠方法是
    A. 子宫颈及颈管活体组织检查　　　B. 子宫颈刮片细胞学检查
    C. 双合诊和三合诊　　　　　　　　D. 阴道镜检查

E. 超声检查

3. 与子宫颈癌及其癌前病变发病相关的高危型 HPV 中，最常见的类型是
    A. HPV16、HPV18
    B. HPV31、HPV33
    C. HPV35、HPV39
    D. HPV51、HPV52
    E. HPV56、HPV58

4. 下列属于子宫内膜癌最常见的临床症状是
    A. 绝经后阴道出血
    B. 接触性出血
    C. 腹部包块
    D. 血性白带
    E. 腹痛

5. 对子宫内膜癌有一定治疗作用的激素是
    A. 肾上腺皮质激素
    B. 甲状腺激素
    C. 雌激素
    D. 孕激素
    E. 雄激素

6. 女性生殖系统最常见的良性肿瘤是
    A. 卵巢黏液性囊腺瘤
    B. 卵巢浆液性囊腺瘤
    C. 卵巢纤维瘤
    D. 子宫肌瘤
    E. 畸胎瘤

7. 关于子宫肌瘤非手术治疗患者的护理，下列描述正确的是
    A. 每一年随访一次
    B. 通过经量变化可了解肌瘤生长情况
    C. 促性腺激素释放激素类似物可长期用药
    D. 米非司酮可长期用药而无其他副作用
    E. 非手术治疗是用于肌瘤小、无症状及提出需求者

8. 卵巢肿瘤最常见的病理类型是
    A. 卵巢生殖细胞肿瘤
    B. 卵巢性索间质肿瘤
    C. 卵巢上皮性肿瘤
    D. 卵巢转移性肿瘤
    E. 卵巢纤维瘤

9. 关于卵巢良性肿瘤的临床表现，下列描述正确的是
    A. 多双侧，囊实性，伴有腹腔积液（多为血性），可见癌细胞
    B. 患者全身情况较差，易出现腹胀、腹痛、消瘦、恶病质
    C. 液性暗区内可见杂乱光团，囊实性，肿块边界不清
    D. 病程较长，肿块呈囊性，逐渐增大
    E. 病程较短，肿块增长较快

【A2 型题】

10. 某女，46 岁，$G_2P_1$，平素月经规律。因"阴道分泌物增多半年，性生活出血 10 日"就诊。妇科检查：宫颈菜花样赘生物，触之易出血。该患者最可能的临床诊断是
    A. 子宫黏膜下肌瘤
    B. 子宫内膜癌
    C. 子宫颈癌
    D. 宫颈息肉

E. 宫颈炎

11. 某女,17岁,平素月经规律。因"活动后突发下腹疼痛1小时"就诊。超声检查:左附件区可见一直径7cm囊实混合性肿物,考虑左卵巢畸胎瘤;盆腹腔未见异常积液。该患者当前最可能发生的是

    A. 卵巢肿瘤蒂扭转               B. 卵巢巧克力囊肿

    C. 卵巢肿瘤破裂                  D. 卵巢肿瘤恶变

    E. 盆腔脓肿

**【A3/A4 型题】**

12. 某女,47岁,$G_3P_2$,平素月经规律。因"性生活出血3个月"就诊。妇科检查:宫颈可见一直径约2.5cm菜花样赘生物,接触易出血;子宫及附件区未触及异常。三合诊:两侧宫旁及韧带弹性好,未见缩短及增粗。

(1) 为明确诊断,首选的检查是

    A. 宫颈脱落细胞学检查          B. 宫颈 HPV 分型检测

    C. 宫颈活组织检查              D. 诊断性刮宫术

    E. 阴道镜检查

(2) 该患者应首选的治疗方式是

    A. 中医中药治疗                 B. 随访观察

    C. 手术治疗                     D. 放疗治疗

    E. 化疗治疗

(3) 关于该类患者的护理措施,下列描述正确的是

    A. 术前1日勤换会阴垫,保持外阴清洁,用碘伏进行子宫颈及阴道消毒

    B. 术后应每30分钟记录生命体征一次,病情平稳后每8小时1次

    C. 保持导尿管、引流管通畅,观察引流液的性状、颜色和量

    D. 术后24小时拔除引流管,术后7日拔除导尿管

    E. 留置导尿管期间每日行会阴擦洗1次

13. 某女,57岁,$G_2P_2$,绝经6年。因"绝经后阴道出血5个月"就诊。妇科检查:宫颈萎缩光滑;子宫体稍大,双附件区未触及异常。彩超:子宫内膜增厚,回声不均匀。

(1) 为明确诊断,首选的检查是

    A. 宫腔细胞学检查           B. 诊断性刮宫术

    C. 影像学检查                D. 腹腔镜检查

    E. 血清 CA125

(2) 该患者下一步首选的治疗方法是

    A. 口服孕激素治疗           B. 手术治疗

    C. 静脉化疗                   D. 放射治疗

    E. 随访观察

**(二) 多选题**(每道题有两个或两个以上正确答案)

1. 某女,48岁,$G_2P_2$。因子宫肌瘤行腹腔镜下全子宫切除术,关于该患者的护理措施,下列描述正确的是

A. 留置腹腔引流管者，观察引流液情况并记录引流液量

B. 保持尿管通畅，观察并认真记录尿量、颜色和性状

C. 术后延迟下床活动，防止伤口出血

D. 术后患者通常 24 小时内排气

E. 严密观察并记录生命体征

2. 关于子宫内膜癌的健康教育内容，下列描述正确的是

A. 长期雌激素作用于子宫内膜可以诱发子宫内膜癌的发生

B. 该疾病确诊最主要的方法是分段诊刮

C. 孕激素对该病治疗有一定疗效

D. 典型症状是接触性出血

E. 多见于绝经后女性

## （三）简答题

1. 简述卵巢肿瘤常见并发症。

2. 简述子宫颈癌的临床表现。

## （四）论述题

1. 某女，54 岁，$G_3P_1$，平素月经规则。因"性生活后出血 1 个月余"就诊。妇科检查：外阴阴道黏膜未见异常，分泌物呈血性，宫颈可见直径约 1.5cm 菜花样肿物，触之易出血。其他未见异常。

根据以上资料，请回答：

（1）该患者最可能的临床诊断。

（2）该类患者应给予的健康指导内容。

2. 某女，45 岁，$G_2P_1$，平素月经规律，无痛经。因"查体发现子宫增大 1 年、经量增多 3 个多月，伴腰酸痛、白带增多"入院。妇科检查：阴道通畅，后穹隆可见阴道分泌物，量多，宫颈肥大，宫体前位，增大如孕 3 个月大小，表面有多个结节状突起，质硬，活动好，无压痛。血常规：RBC $2.3 \times 10^{12}$/L，Hb 72g/L，WBC $7.2 \times 10^9$/L。双附件及其他未见异常。

根据以上资料，请回答：

（1）该患者最可能的临床诊断。

（2）该类患者非手术治疗的护理措施。


# 三、习题解析

## （一）单选题

1. 答案：A

解析：子宫颈癌最常见的发病因素是高危型 HPV 持续感染。

2. 答案：A

解析：子宫颈及颈管活组织检查是确诊子宫颈鳞状上皮内病变和子宫颈癌的可靠方法。

3. 答案：A

解析：一种或多种 HPV 病毒的持续感染是子宫颈鳞状上皮内病变和宫颈鳞癌的主要

致病因素，其中最常见的高危型为HPV16和HPV18，流行病学调查显示70%的宫颈癌与这两种亚型有关。

4. 答案：A

解析：子宫内膜癌的常见症状为阴道流血、阴道排液、疼痛等。其中，阴道流血主要为绝经后阴道不规则出血。

5. 答案：D

解析：子宫内膜癌的药物治疗主要包括孕激素和化疗药物。其中，孕激素适用于晚期或复发的子宫内膜癌患者。

6. 答案：D

解析：子宫肌瘤是女性生殖器官最常见的良性肿瘤。

7. 答案：B

解析：子宫肌瘤随访时间为每3~6个月随访一次；可通过月经经量的动态变化了解子宫肌瘤的生长情况，病情有变化需及时就诊。GnRH-a长期应用可引起绝经综合征、骨质疏松等副作用，故限制长期用药。米非司酮长期应用可出现拮抗糖皮质激素的副作用。非手术治疗是用于肌瘤小、无症状或症状不明显且近绝经者。

8. 答案：C

解析：卵巢上皮性肿瘤是卵巢肿瘤中最常见的病理类型。

9. 答案：D

解析：卵巢良性肿瘤病程长，肿块逐渐增大；患者全身状态良好；病变多为单侧，囊性，表面光滑，活动，一般无腹腔积液，后穹隆检查多无异常。

10. 答案：C

解析：患者表现为阴道接触性出血、阴道排液，宫颈菜花状赘生物，质脆，触之易出血。符合子宫颈癌诊断。

11. 答案：A

解析：卵巢肿瘤蒂扭转为卵巢肿瘤最常见的并发症，也是常见的妇科急腹症。好发于瘤蒂较长、中等大、活动度良好、重心偏于一侧的肿瘤，如成熟畸胎瘤。当患者体位突然改变、腹压骤降、妊娠期或产褥期子宫位置改变时均易引起蒂扭转。

12.(1) 答案：C

解析：子宫颈及颈管活组织检查是确诊子宫颈癌的可靠方法。

(2) 答案：C

解析：宫颈癌的治疗需依据临床分期、患者年龄、有无生育要求、医疗条件等多方面因素综合考虑，采取以手术和放疗为主、化疗为辅的综合治疗方案。

(3) 答案：C

解析：宫颈癌术前3日行阴道及宫颈消毒；术后每15~30分钟记录生命体征，病情平稳后每4小时一次；术后48~72小时拔除引流管，7~14日拔除尿管，留置尿管时每日会阴擦洗2次。

13.(1) 答案：B

解析：诊断性刮宫是确诊子宫内膜癌最主要的方法，常行分段诊刮，可以同时了解宫腔和宫颈的情况。

（2）答案：B

解析：子宫内膜癌治疗原则以手术为主，放疗与化疗为辅。手术治疗常为首选，手术既可以进行术中病理分期，又可以切除肉眼所见的病灶。

## （二）多选题

1. 答案：ABE

解析：术后对症护理包括认真观察并记录生命体征；保持引流管固定、引流通畅，保持引流管周围皮肤清洁、干燥，同时观察引流物的量、质、色，并做好记录；通常患者在术后48小时内排气；术后尽早活动双下肢，鼓励早期下床活动。

2. 答案：ABCE

解析：子宫内膜癌平均发病年龄为60岁，75%的患者年龄在50岁以上。该病的发生与子宫内膜长期受雌激素作用而缺乏孕激素拮抗有关。其典型症状是阴道出血、阴道排液和疼痛，接触性出血是宫颈癌的常见临床症状。子宫内膜癌的诊断需借助诊刮内膜送病理检查。孕激素在子宫内膜癌的治疗中有一定疗效。

## （三）简答题

1. 卵巢肿瘤常见并发症：①蒂扭转：为卵巢肿瘤最常见的并发症，也是常见的妇科急腹症。②破裂：包括自发性破裂和外伤性破裂两种，表现为剧烈腹痛、恶心、呕吐和不同程度的腹膜刺激征，有时可导致内出血、腹膜炎或休克。③感染：多因蒂扭转或破裂引起，也可因邻近脏器的感染所致。表现为高热、腹痛、白细胞升高及腹膜炎等。④恶变：当肿瘤迅速生长，尤其为双侧性，应考虑恶变可能。

2.（1）症状：早期患者常无明显临床表现，多在妇科普查中发现。①阴道流血：部分患者早期主要表现为接触性阴道出血。出血量的多少、时间早晚与宫颈癌的病理类型有关，外生型出血量多、时间早，内生型出血时间较晚。绝经后患者常表现为不规则阴道流血，年轻患者表现为经量增多、经期延长。②阴道排液：多数宫颈癌患者有阴道排液增多，呈白色、血性水样或淘米水样的腥臭液体，患者往往自认为炎症而耽误诊治时机；晚期患者可有大量夹杂坏死组织的米汤样或脓性阴道排液。③晚期症状：可出现腰骶部、下腹及下肢疼痛；癌肿压迫输尿管可引起肾盂积水及尿毒症；甚至出现贫血、恶病质等全身衰竭症状。

（2）体征：早期宫颈癌局部无明显异常改变，肉眼难与宫颈炎、宫颈鳞状上皮内病变相区别。随着病情发展，可出现不同体征。外生型病变组织向宫颈表面生长，可为息肉状、乳头状、菜花状赘生物，质脆，触之易出血；内生型病变组织向宫颈管内生长，可表现为宫颈肥大、质硬，宫颈管膨大如桶状。晚期癌组织坏死脱落形成溃疡或空洞，若癌肿浸润阴道，致阴道壁变硬、有赘生物；浸润宫旁，致宫旁组织呈结节状增厚、变硬，妇科检查时表现为"冰冻"骨盆体征。

## （四）论述题

1.（1）最可能的诊断是子宫颈癌。

（2）健康指导内容：①向社区或体检的育龄妇女做好宫颈癌发病的高危因素的宣传工作，讲解保护生殖道、避免病毒等感染的重要性，讲清定期做妇科检查、宫颈细胞学检查对早发现、早诊断、早治疗的重要性。讲清宫颈炎不能盲目进行物理治疗，一定要到医院积极诊治的原因。②鼓励患者多与家属及医护人员沟通交流，共同制订出院后的康复锻炼计划。讲解定期随访的内容：出院后 1 个月做第一次随访，以后每 2~3 个月复查 1 次；第 2 年，每 3~6 个月复查 1 次；第 3~5 年，每半年复查 1 次；第 6 年每年复查 1 次。随访时除进行全面体检外，应定期行胸部 X 线和血常规、宫颈鳞状细胞癌抗原等检查。告知患者出现任何症状都要及时复查。鼓励患者积极参加社交活动，调整自我，树立生活信心。告知患者术后半年内禁止性生活。

2.（1）最可能的临床诊断是子宫肌瘤、贫血。

（2）非手术治疗患者的护理：①随访时间为每 3~6 个月随访一次，通过盆腔超声检查了解肌瘤生长速度；通过月经量的动态变化了解子宫肌瘤的生长情况。在随访中，要耐心讲解随访的重要性，引起患者重视而按时配合随访，在随访过程中若有病情变化，应及时到医院就诊。②药物治疗过程中观察症状缓解情况和药物有无副反应：促性腺激素释放激素类似物（GnRH-a）可通过性腺轴反馈调节作用降低雌激素水平，抑制子宫肌瘤生长，临床常用亮丙瑞林或戈舍瑞林，此类药物长期应用可引起绝经综合征、骨质疏松等副作用，故限制长期用药；米非司酮常用于术前用药，但长期应用可出现拮抗糖皮质激素的副作用。③遵医嘱积极治疗贫血。

（单伟颖）

# 第十七章 | 妊娠滋养细胞疾病患者的护理

## 一、本章小结

妊娠滋养细胞疾病是一组来源于胎盘滋养细胞的增生性疾病,本章主要内容包括葡萄胎、侵蚀性葡萄胎和绒毛膜癌。葡萄胎是良性疾病,分为完全性葡萄胎和部分性葡萄胎。葡萄胎最常见临床表现是停经后阴道流血,常用的辅助检查是超声检查和血清 hCG 测定,治疗原则是及时清宫,治疗后必须定期随访。侵蚀性葡萄胎和绒毛膜癌两者在病理上有所不同,但在临床表现、处理原则及护理措施上基本一致。侵蚀性葡萄胎病理特征为水泡样组织侵入子宫肌层,绒癌在镜下可见细胞滋养细胞和合体滋养细胞广泛侵入子宫肌层,但不形成绒毛或水泡样结构。无转移滋养细胞肿瘤主要表现为异常阴道流血,转移性滋养细胞肿瘤常经血行播散,肺转移最常见。侵蚀性葡萄胎和绒毛膜癌主要诊断依据是血 hCG 异常升高,治疗采用以化疗为主、手术和放疗为辅的综合治疗,护理重点包括心理护理和化疗药物毒副反应护理。

## 二、本章习题

(一) **单选题**(每道试题只有一个正确答案)

【A1 型题】

1. 葡萄胎患者最常见的症状是

    A. 咯血                   B. 腹痛

    C. 子宫异常增大         D. 卵巢黄素化囊肿

    E. 停经后阴道流血

2. 转移性妊娠滋养细胞肿瘤最常见的转移部位是

    A. 阴道                   B. 直肠

    C. 肺                     D. 脑

    E. 肝

【A2 型题】

3. 某女,32 岁,绒毛膜癌化疗中 hCG 下降明显,但出现脱发现象。关于此时护士应首选应对的方法,下列描述正确的是

    A. 向患者解释停药后此现象会消失     B. 立即报告医生处理

    C. 减少化学药物剂量            D. 停止化学药物治疗

E. 减慢输液速度

4. 某女, 34 岁, $G_2P_1$, 平素月经规则, 无痛经史, 既往流产 1 次, 现有 1 女。葡萄胎清宫术后 11 周, 今晨尿 hCG 仍为阳性, 生命体征正常。则该患者目前最先考虑的临床诊断是

    A. 子宫内膜异位症              B. 侵蚀性葡萄胎

    C. 子宫内膜炎                  D. 葡萄胎复发

    E. 绒毛膜癌

5. 某女, 30 岁, 因葡萄胎入院行清宫术治疗。术中吸出大量水泡样组织。7 日后二次清宫术, 术后 hCG 转阴。护士告知其第一次复查的时间应是术后

    A. 1 周                          B. 1 个月

    C. 3 个月                       D. 6 个月

    E. 1 年

6. 某女, 36 岁, $G_3P_1$, 平素月经规则。因"停经 58 日, 近 1 周阴道不规则出血"就诊。查体子宫增大, 平脐, 质软。hCG (+)。超声检查可见宫腔内密集的雪片状亮点, 其他未见异常。该患者最可能的临床诊断是

    A. 羊水过多                  B. 葡萄胎

    C. 妊娠                      D. 流产

    E. 双胎

【A3/A4 型题】

7. 某女, 25 岁, 平素月经规则。婚后停经 3 个月, 阴道不规则出血 10 余日, 量时多时少, 无腹痛、发热。查体: 轻度贫血貌, 宫底位于脐下 1 横指, 未触及胎体, 未闻及胎心。hCG (+)。B 超显示宫腔内"落雪状"。

(1) 该患者最可能的诊断是

    A. 葡萄胎                 B. 双胎妊娠

    C. 前置胎盘               D. 先兆流产

    E. 羊水过多

(2) 该患者首选的治疗方法是

    A. 消炎治疗               B. 放射治疗

    C. 切除子宫               D. 化学治疗

    E. 清除宫腔内容物

(3) 该类疾病最常见的转移部位是

    A. 肺                       B. 肝

    C. 脑                       D. 盆腔

    E. 阴道

8. 某女, 48 岁, 3 个月前因葡萄胎行清宫术, 随访 hCG 持续阳性, 偶有咳嗽、咯血。

(1) 目前患者最可能的临床诊断是

    A. 宫外孕                B. 再次妊娠

    C. 黄素囊肿              D. 葡萄胎复发

E. 滋养细胞肿瘤

(2) 该患者首选的治疗原则是

A. 手术治疗            B. 放射治疗

C. 切除子宫            D. 化学治疗

E. 随访观察

(3) 导致该类疾病致死的主要转移部位是

A. 肺                  B. 脑

C. 肝                  D. 阴道

E. 盆腔

## (二) 多选题（每道试题有两个或两个以上正确答案）

1. 关于葡萄胎的护理措施,下列描述正确的是

A. 随访期间避孕半年即可再次妊娠    B. 患者再次妊娠及产后仍需随访

C. 随访期间只检测 hCG 即可       D. 不宜选择宫内节育器避孕

E. 术后每月随访一次共 1 年

2. 关于滋养细胞恶性肿瘤的护理措施,下列描述正确的是

A. 使用化疗药物治疗应准确测量体重

B. 静脉治疗时应首选大血管后选小血管

C. 疑有药物外渗时应立即停药后行冷敷

D. 化疗期间白细胞 $<1.0 \times 10^9/L$ 应行保护性隔离

E. 阴道转移者填塞纱布止血时间一般为 24~48 小时

## (三) 名词解释

葡萄胎

## (四) 简答题

1. 简述完全性葡萄胎的临床表现。

2. 简述葡萄胎随访指导内容。

3. 简述侵蚀性葡萄胎的用药护理。

4. 简述绒毛膜癌肺转移患者的护理。

## (五) 论述题

某女,38 岁,$G_3P_1$,平素月经规则。因"停经 11 周,下腹胀痛,不规则阴道流血 1 日"来院就诊。患者早孕反应严重。查体发现子宫如妊娠 20 周大,质软。hCG（+）。超声检查:宫内呈"落雪状",未见胎儿,双侧卵巢囊肿。

根据以上资料,请回答:

(1) 该患者最可能的临床诊断。

(2) 该类患者应给予的健康指导内容。

# 三、习题解析

## (一) 单选题

1. 答案:E

解析：考查葡萄胎的临床表现。停经后阴道流血是最常见的症状。

2. 答案：C

解析：转移性妊娠滋养细胞肿瘤最常见的转移部位是肺,然后是阴道、盆腔、肝和脑。

3. 答案：A

解析：化疗治疗中的脱发现象,多于化疗结束后消失,且可重新生成新的毛发。

4. 答案：B

解析：葡萄胎治疗后再次出现 hCG 增高并出现症状者最先考虑的应是侵蚀性葡萄胎

5. 答案：A

解析：葡萄胎清宫术后必须定期随访,其中一项重要的随访内容为血 hCG 的检测。具体要求清宫术后每周随访一次,直至连续 3 次阴性,以后每个月一次共 6 个月;然后再每 2 个月一次共 6 个月,自第一次阴性后共 1 年。

6. 答案：B

解析：患者停经后阴道不规则出血,子宫增大明显超过孕周,hCG 阳性,超声检查宫腔内雪片状亮点,符合葡萄胎诊断。

7.(1) 答案：A

解析：解析：患者停经后阴道不规则出血,子宫增大明显超过孕周,hCG 阳性,超声检查宫腔内雪片状亮点,符合葡萄胎诊断。

(2) 答案：E

解析：葡萄胎首选的治疗方法是清除宫腔内容物。

(3) 答案：A

解析：妊娠滋养细胞肿瘤转移最常见的部位是肺部。

8.(1) 答案：E

解析：滋养细胞肿瘤多继发于葡萄胎,且有咳嗽、咯血等转移临床表现。

(2) 答案：D

解析：滋养细胞肿瘤首选的治疗方法是化疗。

(3) 答案：B

解析：脑转移预后最凶险,是主要的致死原因。

(二)多选题

1. 答案：BD

解析：葡萄胎清宫术后必须定期随访,可以早期发现滋养细胞肿瘤,并得到及时的处理。随访内容包括:①定期 hCG 测定:葡萄胎清宫后每周一次,直至连续 3 次阴性,以后每个月 1 次共 6 个月,然后再每 2 个月 1 次共 6 个月,自第 1 次阴性后共计 1 年。②询问患者的月经是否规则,有无阴道异常出血、咳嗽、咯血等转移症状。③定期进行妇科检查、超声检查、胸部 X 线检查或 CT 检查等。葡萄胎患者随访期间应可靠避孕。因葡萄胎后滋养细胞肿瘤极少发生在 hCG 自然降至正常以后,故避孕时间为 6 个月。若在随访不足 6 个月内意外妊娠,只要 hCG 已经正常,无需考虑终止妊娠,但应于妊娠早期做超声检查和 hCG 测定,以明确是否正常妊娠,产后也需随访 hCG 至正常。避孕方法可选用避孕套或口服避孕药,不宜选用宫内节育器,以免混淆子宫出血的原因或造成穿孔。

2. 答案：ACDE

解析：化疗患者的护理包括：①准确测量体重，以确定用药的剂量或调整剂量。②正确使用化疗药物。③合理使用及保护静脉血管，对刺激性大、需要快速进入的药物应选用大血管；刺激性小、输注速度慢的药物可选用小血管，最好使用泵入的输注方式。④预防药液外渗，如疑化疗药物外渗应立即停止滴注，并进行局部冷敷。⑤对白细胞低于 $1.0×10^9/L$ 者应进行保护性隔离。⑥阴道填塞纱条者一般 24~48 小时内如数取出，填塞期间应密切观察阴道流血、生命体征的变化。

### （三）名词解释

葡萄胎是妊娠后胎盘绒毛滋养细胞增生、间质水肿，形成大小不等的水疱，水疱间由蒂相连成串，犹如葡萄状而得名，又称为水泡状胎块，是胚外组织变性、滋养层出现异常所致，属于良性滋养细胞疾病。

### （四）简答题

1. 完全性葡萄胎的临床表现：①症状：停经后阴道流血为最常见症状；腹痛；妊娠呕吐。②体征：子宫异常增大、变软；子痫前期征象；卵巢黄素化囊肿；甲状腺功能亢进征象。

2. 葡萄胎随访指导内容：①定期 hCG 测定：葡萄胎清宫后每周一次，直至连续 3 次阴性，以后每个月 1 次共 6 个月，然后再每 2 个月 1 次共 6 个月，自第一次阴性后共计 1 年。②询问患者的月经是否规则，有无阴道异常出血、咳嗽、咯血等转移症状。③定期进行妇科检查、超声检查、X 线胸片或 CT 检查等。

3. 侵蚀性葡萄胎的用药护理：准确测量体重，以确定用药的剂量或调整剂量；正确使用化疗药物；合理使用及保护静脉血管；预防药液外渗。

4. 绒毛膜癌肺转移患者的护理：①注意观察患者有无咳嗽、咯血、呼吸困难，并注意观察咳嗽频率，有无痰中带血等；②嘱患者卧床休息，减少消耗，有呼吸困难者取半卧位，并间断给氧；③如有大量咯血者，应立即通知医生抢救，同时将患者头偏向一侧，保持呼吸道通畅，可轻拍背，将积血排出。

### （五）论述题

(1) 最可能的临床诊断是葡萄胎。

(2) 该类患者应给予的健康指导内容。

1) 知识宣教：主要包括疾病发展过程、临床特点、治疗方法和预后。学会自我监测，了解自我监护的项目，及时进行各项随访检查，如有腹痛、阴道流血多等异常应及时就诊。指导饮食和休息，教会患者外阴的清洁护理方法，强调清宫术后需禁止性生活及盆浴 1 个月以防止感染。

2) 随访指导：随访内容包括：①定期 hCG 测定：葡萄胎清宫后每周一次，直至连续 3 次阴性，以后每个月 1 次共 6 个月，然后再每 2 个月 1 次共 6 个月，自第 1 次阴性后共计 1 年。②询问患者的月经是否规则，有无阴道异常出血、咳嗽、咯血等转移症状。③定期进行妇科检查、超声检查、胸部 X 线检查或 CT 检查等。

3) 避孕指导：葡萄胎患者随访期间应可靠避孕。因葡萄胎后滋养细胞肿瘤极少发生在 hCG 自然降至正常以后，故避孕时间为 6 个月。若在随访不足 6 个月内意外妊娠，只要 hCG 已经正常，无需考虑终止妊娠，但应于妊娠早期做超声检查和 hCG 测定，以明确是否正常妊娠，产后也需 hCG 随访至正常。避孕方法可选用避孕套或口服避孕药，不宜选用宫内节育器，以免混淆子宫出血的原因或造成穿孔。

（单伟颖）

# 第十八章 | 女性生殖内分泌疾病患者的护理

## 一、本章小结

女性生殖内分泌疾病通常由下丘脑 - 垂体 - 卵巢轴功能异常或靶器官效应异常所致,本章主要内容包括异常子宫出血(AUB)、闭经、痛经、经前期综合征、绝经综合征。

异常子宫出血分为无排卵性 AUB 和排卵性 AUB。无排卵性 AUB 以青春期和绝经过渡期多见,由于子宫内膜受雌激素持续作用而无孕激素对抗,可发生不同程度的增生性改变,改变可分为 3 种:子宫内膜增生、增殖期子宫内膜及萎缩型子宫内膜。常见临床表现是月经紊乱。常用的辅助检查是子宫内膜活组织检查,既可明确诊断,也可止血。无排卵性 AUB 主要采用性激素治疗,起到止血和调整月经周期的作用。护理重点包括对症护理及健康指导。排卵性 AUB 多发生于育龄期妇女,子宫内膜的病理改变为黄体功能不足和子宫内膜不规则脱落。黄体功能不足常表现为月经周期缩短,子宫内膜不规则脱落表现为月经周期正常,但经期延长。排卵性 AUB 治疗原则主要是促进卵泡发育,改善黄体功能。护理重点是对症护理。闭经分为原发性闭经和继发性闭经,后者多见。继发性闭经又以下丘脑性闭经最为常见。临床表现为无月经或月经停止,伴疾病相关症状。常用的辅助检查是功能试验、激素水平测定。治疗原则是纠正全身健康情况,进行心理和病因治疗。护理重点包括指导检查配合和用药护理。痛经分为原发性和继发性两类。原发性痛经以青春期多见。原发性痛经的发生与月经时子宫内膜前列腺素(PG)含量增高有关。临床表现为月经来潮后下腹部疼痛。腹腔镜是最有价值的检查方法,可排除继发性痛经和其他原因造成的疼痛。治疗原则以心理疏导为主,对疼痛不能忍受者可进行药物的辅助治疗。经前期综合征是指反复在黄体期出现周期性以情感、行为和躯体障碍为特征的综合征,常对日常生活造成负面影响,以 25~45 岁的女性多见。月经来潮后,症状自然消失。治疗以心理治疗、调整生活状态为主,药物治疗为辅。绝经综合征指妇女绝经前后出现性激素波动或减少引起的一系列躯体及精神心理症状。近期症状有月经紊乱、血管舒缩症状、自主神经失调症状、精神神经症状;远期症状有泌尿生殖器绝经后综合征、骨质疏松、阿尔茨海默病、心血管病变等。治疗原则是缓解近期症状,早期发现和有效预防骨质疏松症、动脉硬化等老年性疾病。护理重点是对症护理和健康指导。

## 二、本章习题

（一）**单选题**（每道试题只有一个正确答案）

【A1 型题】

1. 关于无排卵性异常子宫出血，下列描述正确的是

    A. 月经来潮 6 小时刮宫为分泌期子宫内膜

    B. 基础体温测定呈双相型

    C. 多见于生育年龄妇女

    D. 出血期间一般无腹痛

    E. 不影响受孕

2. 无排卵性异常子宫出血常见于

    A. 绝经过渡期女性　　　　　　　B. 老年期女性

    C. 分娩后女性　　　　　　　　　D. 不孕症女性

    E. 生育期女性

3. 子宫内膜脱落不全患者诊刮取内膜活检的时间为

    A. 月经来潮 6 小时内　　　　　　B. 月经干净后 5 日

    C. 月经第 5~6 日　　　　　　　　D. 月经第 8 日

    E. 两次月经之间

4. 关于继发性闭经，下列描述正确的是

    A. 18 岁仍未初潮　　　　　　　　B. 月经周期建立后，连续停经 1 个月

    C. 月经周期建立后，连续停经 2 个月　　D. 月经周期建立后，连续停经 3 个月

    E. 月经周期建立后，连续停经 6 个月或 6 个月以上

5. 黄体功能不足，经前诊刮子宫内膜的变化，下列描述正确的是

    A. 增生期内膜与分泌期内膜并存　　B. 子宫内膜呈现分泌不良

    C. 子宫内膜增生过长　　　　　　　D. 萎缩型子宫内膜

    E. 增生期子宫内膜

6. 服用减肥药体重下降引起的闭经属于

    A. 下丘脑性闭经　　　　　　　　B. 垂体性闭经

    C. 卵巢性闭经　　　　　　　　　D. 子宫性闭经

    E. 原发性闭经

7. 绝经过渡期无排卵性子宫异常大量出血时，止血治疗的主要方法是

    A. 口服复方短效避孕药　　　　　B. 服用雌激素

    C. 服用雄激素　　　　　　　　　D. 服用孕激素

    E. 刮宫术

8. 关于原发性痛经，下列描述正确的是

    A. 经期子宫内膜前列腺素过度合成可致痛经

    B. 雌激素水平异常升高可导致女性痛经

    C. 子宫自主神经敏感性增加可导致痛经

D. 子宫内膜组织缺氧可引起痛经

E. 子宫内膜异位引起的痛经

9. 关于生育期与绝经过渡期无排卵性异常子宫出血治疗原则的不同之处,下列描述正确的是

A. 改善全身状况　　　　　　　　　B. 调整月经周期

C. 减少出血量　　　　　　　　　　D. 促排卵治疗

E. 止血

【A2 型题】

10. 某女,17 岁,未婚。因"阴道流血 20 日"就诊。该女 14 岁初潮,月经不规律,经期长,经量多,无痛经,此次经期 20 日,血未净。查体:轻度贫血。拟诊断为无排卵性异常子宫出血。针对该女的护理措施,下列描述正确的是

A. 配合医生进行刮宫术　　　　　　B. 指导准确服用雌激素

C. 记录 24 小时出入量　　　　　　　D. 立即输血输液

E. 立即给氧

11. 某女,49 岁,因"近期出现月经紊乱,潮热,出汗,记忆力减退,腿抽筋等症状"就诊。诊断为绝经综合征。护士介绍每天喝牛奶有助于预防骨质疏松,同时可补充

A. 维生素 A　　　　　　　　　　　B. 维生素 B

C. 维生素 C　　　　　　　　　　　D. 维生素 D

E. 维生素 E

12. 某女,51 岁,$G_2P_1$。因"月经紊乱 2 年,现停经 65 日"就诊。近 2 年月经不规则,月经周期 40~60 日,经期 3~4 日,经量少。妇科检查子宫稍小,其余正常。hCG(−)。行子宫内膜活检,与疾病相符的子宫内膜改变,下列描述正确的是

A. 增生期与分泌期内膜并存　　　　B. 子宫内膜分泌过长

C. 子宫内膜分泌不良　　　　　　　D. 增殖期子宫内膜

E. 分泌期内膜

【A3/A4 型题】

13. 某女,28 岁,因"有正常性生活未避孕,3 年未孕"就诊。该女月经周期 21 日,经期 3~5 日。查体:盆腔检查正常。医生建议其在家进行基础体温测定,连续 3 个周期体温呈双相型,高温相持续 8~9 日。

(1) 该患者不孕的原因,最可能的是

A. 子宫内膜不规则脱落　　　　　　B. 无排卵型功血

C. 黄体功能不足　　　　　　　　　D. 子宫内膜增生

E. 卵巢无排卵

(2) 为了进一步了解患者黄体功能,首选的辅助检查是

A. 激素撤退试验　　　　　　　　　B. 子宫内膜活检

C. 尿妊娠试验　　　　　　　　　　D. 性激素测定

E. 阴道彩超

(3) 护士向其介绍刮宫的时间,下列描述正确的是

A. 月经来潮前 72 小时　　　　　B. 月经来潮后 6 小时内

C. 月经周期第 3 日　　　　　　　D. 月经周期第 5~6 日

E. 月经来潮后 14 日内

## (二) 多选题（每道试题有两个或两个以上正确答案）

1. 关于无排卵性异常子宫出血的特点，下列描述正确的是

A. 多见于育龄妇女　　　　　　　B. 出血量多少不等

C. 经期长短不一　　　　　　　　D. 月经周期紊乱

E. 经间期出血

2. 下列属于绝经综合征症状的是

A. 生殖器官出现萎缩　　　　　　B. 阴道分泌物增多

C. 阴道黏膜增厚　　　　　　　　D. 潮热、出汗

E. 骨质疏松

3. 关于无排卵性异常子宫出血的护理措施，下列描述正确的是

A. 保证充足的睡眠与休息　　　　B. 增加运动量，增强体质

C. 加强营养　　　　　　　　　　D. 常规输血

E. 预防感染

## (三) 名词解释

1. 继发性闭经

2. 经前期综合征

## (四) 简答题

1. 简述无排卵性异常子宫出血的治疗原则。

2. 简述经前期综合征的临床表现。

3. 简述绝经综合征的健康指导。

## (五) 论述题

某女，46 岁，$G_2P_1$。因"经期延长 11 日，阴道大量出血 1 日，伴头晕、乏力"就诊。患者近 1 年出现月经周期紊乱，经期长短不一，经量多少不定，经期无腹痛，未经系统治疗。因阴道出血未行妇科检查。超声结果显示：子宫前位，正常大小，子宫内膜厚 9mm，双附件区未见明显异常。

根据以上资料，请回答：

(1) 该患者最可能的临床诊断。

(2) 该类患者性激素治疗的用药护理。

# 三、习题解析

## (一) 单选题

1. 答案：D

解析：无排卵性异常子宫出血，出血期间一般无腹痛或其他不适。

2. 答案：A

解析：无排卵性异常子宫出血以青春期和绝经过渡期多见，生育期少见。

3. 答案：C

解析：对子宫内膜不规则脱落者,应在月经期第5~7日诊刮。

4. 答案：E

解析：继发性闭经指正常月经建立后月经停止6个月,或按自身原有月经周期计算停止3个周期以上者。

5. 答案：B

解析：黄体功能不足,经前1日诊刮子宫内膜的变化显示分泌反应至少落后2日,因孕激素水平低下内膜腺体分泌不良。

6. 答案：A

解析：下丘脑性闭经是中枢神经系统及下丘脑各种功能和器质性疾病引起的闭经。中枢神经对体重急剧下降极为敏感,服用减肥药体重下降导致的闭经属于下丘脑性闭经。

7. 答案：E

解析：刮宫术,可迅速止血兼具诊断价值,适用于出血量大且药物治疗无效需立即止血或需要子宫内膜组织学检查的患者。

8. 答案：A

解析：原发性痛经的发生与月经时子宫内膜前列腺素(PG)含量增高有关。

9. 答案：D

解析：异常子宫出血治疗原则,生育期女性以止血、调整周期和促排卵为主;绝经过渡期女性则以止血、调整周期、减少出血量、预防子宫内膜病变为主。

10. 答案：B

解析：该女未婚,不适合行进行刮宫术。可服用雌激素止血。轻度贫血不需要输血。

11. 答案：D

解析：适当地摄取钙质和维生素D可减少因雌激素降低引起的骨质疏松。

12. 答案：D

解析：无排卵性异常子宫出血多见于绝经期,行子宫内膜活检,在月经周期后半期乃至月经期仍表现为增殖期子宫内膜形态。

13.(1) 答案：C

解析：黄体功能不足常表现为月经周期缩短,黄体期缩短,患者不易受孕。该女基础体温呈双相型,但高温相持续8~9日,小于11日,最可能的诊断是黄体功能不足。

(2) 答案：B

解析：为了进一步了解患者黄体功能,首选的辅助检查是子宫内膜活检,即诊断性刮宫。

(3) 答案：B

解析：为了解黄体功能是否异常,应选择月经前1~2日或月经来潮6小时内刮宫。

(二) 多选题

1. 答案：BCD

解析：无排卵性异常子宫出血多见于青春期、绝经过渡期。主要症状是月经紊乱,即失去正常周期和出血自限性。表现为出血量多少不等,经期长短不一,月经周期紊乱。

2. 答案：ADE

解析：泌尿生殖器绝经后综合征主要表现为泌尿生殖道萎缩症状，阴道黏膜变薄，阴道分泌物减少导致阴道干燥、性交困难。潮热，随后出汗，为血管舒缩功能不稳定所致。远期症状为骨质疏松等。

3. 答案：ACE

解析：无排卵性异常子宫出血的患者需要保证充足的睡眠与休息，避免剧烈运动，加强营养，贫血严重者遵医嘱做好配血、输血、止血措施，预防感染。

### （三）名词解释

1. 继发性闭经指正常月经建立后月经停止 6 个月，或按自身原有月经周期计算停止 3 个周期以上者。

2. 经前期综合征是指反复在黄体期出现周期性以情感、行为和躯体障碍为特征的综合征，常对日常生活造成负面影响。

### （四）简答题

1. 无排卵性异常子宫出血的治疗原则是在出血期间应迅速有效止血并纠正贫血，血止后要调整周期预防子宫内膜增生和 AUB 复发，有生育要求者促排卵治疗。青春期女性以止血、调整周期为主；生育期女性以止血、调整周期和促排卵为主；绝经过渡期女性则以止血、调整周期、减少出血量、预防子宫内膜病变为主。

2. 经前期综合征多出现于月经前 1~2 周，月经来潮后迅速缓解直至消失。具体临床表现有头痛、乳房胀痛、腹部胀痛、便秘、肢体水肿、体重增加、运动协调功能减退等。其还表现为易怒、焦虑、抑郁、情绪不稳定、疲乏、饮食改变、睡眠改变、性欲改变等。其中，易怒为主要症状。患者还有注意力不集中、工作效率降低、记忆力减退等表现。体征：全身检查可有肢体水肿；妇科检查无异常。症状有周期性和自止性的特点。

3. 绝经综合征的健康指导：①提供有关围绝经期妇女生理心理变化的知识，减轻患者的焦虑情绪。②介绍绝经前后减轻症状的方法以及预防绝经综合征的措施。如适当地摄取钙质和维生素 D 可减少因雌激素降低引起的骨质疏松；规律的运动如散步、骑自行车可延缓骨质疏松症的发生；指导骨质疏松的患者预防跌倒；关心和指导绝经期性生活。③建议设立护理门诊，多渠道提供系统的围绝经期的护理咨询、指导和知识教育。

### （五）论述题

（1）最可能的临床诊断是无排卵性异常子宫出血。

（2）该类患者性激素治疗的用药护理：遵医嘱使用性激素。准时准量给药，保持稳定的血药浓度，不得随意停服和漏服，以防因药量不足导致撤退性出血；药物减量必须按规定在血止后开始，每 3 日减量 1 次，每次减量不超过原剂量的 1/3，直至维持量，以防再次出血。绝经过渡期 AUB 不宜采用雌激素治疗。激素止血治疗：应该在用药后 6 小时内见效，通常 24~48 小时之内出血基本停止，96 小时尚未止血者应报告医生，注意检查是否有器质性疾病或用药不当。

（郑慧萍）

# 第十九章 | 妇科其他疾病患者的护理

## 一、本章小结

本章主要内容包括子宫内膜异位性疾病、盆底功能障碍性疾病。

子宫内膜异位性疾病主要包括子宫内膜异位症和子宫腺肌病。两者均由具有生长功能的子宫内膜异位所引起,常可并存。但两者的发病机制及组织学发生等方面不尽相同,临床表现及其对卵巢激素的敏感性也有差异。子宫内膜异位症基本病理变化为异位子宫内膜随卵巢激素变化而发生周期性出血,导致周围纤维组织增生和囊肿、粘连的形成,最终发展为大小不等的紫褐色实质性结节或包块;常见的临床表现是继发性且进行性加重的疼痛和不孕;腹腔镜检查是目前明确诊断内异症的最佳方法;治疗原则是缩减和去除病灶、减轻和控制疼痛、治疗和促进生育、预防和减少复发;护理重点是内异症的健康指导。子宫腺肌病病变局限于子宫肌层,异位的内膜在子宫肌层多呈弥漫性生长;临床表现为痛经、月经异常及子宫增大;超声检查是子宫腺肌病首选的影像学检查方式;治疗原则是根据患者症状、年龄及生育需求采用药物治疗或手术治疗;护理重点是用药护理。

盆底功能障碍性疾病包括盆腔器官脱垂、压力性尿失禁等。其病因多与分娩损伤、盆底组织松弛、长期腹压增加有关。盆腔器官脱垂包括阴道壁膨出和子宫脱垂,两者可合并发生。阴道壁膨出的临床表现有尿频、排尿困难、残余尿增加、压力性尿失禁、尿路感染、便秘等;非手术疗法是阴道前后壁膨出一线治疗方法,目前有盆底康复治疗和行为指导等方法。子宫脱垂临床表现为腰骶部酸痛及下坠感、肿物自阴道脱出、排尿排便异常;子宫脱垂的治疗原则是去除病因,同时根据患者年龄、盆底张力以及脱垂分度等综合考虑,采用非手术治疗或手术治疗。压力性尿失禁最典型的症状是腹压增加时不自主溢尿;非手术治疗用于轻、中度压力性尿失禁治疗和手术治疗前后的辅助治疗,手术治疗一般在患者生育后进行。护理重点是盆底功能障碍性疾病患者的健康指导。盆底功能障碍性疾病绝大多数可以预防,提高产科质量,避免妇科手术损伤可减少其发生。

## 二、本章习题

(一) 单选题(每道试题只有一个正确答案)

【A1 型题】

1.关于子宫内膜异位症的陈述,下列描述正确的是

　　A. 子宫内膜异位症是激素依赖性疾病,妊娠可暂时阻止疾病的发展

B. 异位内膜不会随卵巢激素变化发生周期性出血

C. 子宫内膜异位症不会遗传

D. 病变累及输卵管多见

E. 卵巢异位较少见

2. 诊断子宫内膜异位症的最佳方法是

    A. 分段诊断性刮宫                B. CA125 值测定

    C. 腹腔镜检查                   D. 宫腔镜检查

    E. B 超检查

3. 导致子宫脱垂最主要的发病因素是

    A. 产后过早从事体力劳动       B. 长期咳嗽,负压增加

    C. 盆底肌肉松弛                D. 分娩损伤

    E. 便秘

4. 关于子宫内膜异位症导致不孕的机制,下列描述正确的是

    A. 盆腔微环境改变,影响受精卵结合及运送

    B. 黄体功能缺陷

    C. 继发性痛经

    D. 子宫后位

    E. 性交痛

5. 子宫内膜异位最典型的症状是

    A. 腹痛、腹泻或便秘,周期性少量便血   B. 继发性进行性加重的痛经

    C. 尿频、尿痛、血尿               D. 月经周期紊乱

    E. 性交痛

6. 关于子宫内膜异位症的预防措施,下列描述正确的是

    A. 宫内节育器放置、取出及输卵管通液术的手术时间应在月经期进行

    B. 人工流产时应多次搔刮宫腔,确保刮净宫腔内容物

    C. 适龄孕育对预防子宫内膜异位症的发生无意义

    D. 服用避孕药可减少子宫内膜异位症的发生

    E. 月经末期,经血暂未净时可以性交

【A2 型题】

7. 某女,31 岁。因"痛经 2 年,进行性加重半年"就诊。2 年前因不孕行输卵管通液术。近 2 年痛经,逐渐加剧。妇科检查:子宫后位,活动欠佳,正常大小,输卵管峡部可触及米粒大小的硬结节,触痛明显。该患者应首先考虑的诊断是

    A. 输卵管及卵巢炎            B. 子宫内膜异位症

    C. 子宫腺肌病                 D. 盆腔结核

    E. 卵巢癌

8. 某女,38 岁,$G_3P_1$。因"痛经 3 年,进行性加重 1 年"就诊。诊断为子宫内膜异位症,给予孕激素口服治疗。关于目前最重要的护理措施,下列描述正确的是

    A. 保持心情愉快                B. 避免剧烈活动

C. 指导规范用药          D. 湿热敷下腹部

E. 给予清淡饮食

9. 某女,55 岁,$G_2P_1$。因"痛经 6 年,进行性加重 2 年"就诊。诊断为子宫腺肌病,药物治疗 5 月余效果欠佳。目前此患者最适宜的治疗方法是

A. 全子宫切除术          B. 口服避孕药

C. 期待疗法          D. 孕激素

E. GnRH-a

10. 某女,45 岁,$G_3P_2$。因"腰骶部酸痛,有下坠感半年余"就诊。妇科检查:患者平卧向下屏气用力时,发现宫颈外口在处女膜缘,用手可回纳,诊断为子宫脱垂。该患者子宫脱垂分度是

A. Ⅰ度轻型          B. Ⅰ度重型

C. Ⅱ度轻型          D. Ⅱ度重型

E. Ⅲ度

【A3/A4 型题】

11. 某女,68 岁,$G_5P_4$,绝经 17 年。因"阴道脱出物伴咳嗽后溢尿半年,久站后加重"就诊。查体:屏气用力后,膀胱膨出,宫颈与部分宫体全部脱出阴道口外。

(1) 该患者子宫脱垂分度为

A. Ⅰ度轻型          B. Ⅰ度重型

C. Ⅱ度轻型          D. Ⅱ度重型

E. Ⅲ度

(2) 该患者首选的治疗方法是

A. 还纳脱出阴道口的组织          B. 盆底肌肉锻炼

C. 放置子宫托          D. 手术治疗

E. 坐浴

(二) 多选题(每道试题有两个或两个以上正确答案)

1. 某女,36 岁,$G_3P_1$。患子宫内膜异位症 2 年。护士对患者开展健康宣教,下列描述正确的是

A. 性激素治疗时观察用药前后效果和副作用,定期随访

B. 异位内膜具有远处转移和种植的能力,属恶性病变

C. 月经期性交引起子宫内膜碎片逆流为可能诱因

D. 药物治疗无效,手术治疗效果佳

E. 症状轻者,可随访观察

2. 关于预防子宫脱垂的措施中,下列描述正确的是

A. 产褥期行增加腹压的运动,促进子宫恢复

B. 妇女避免参加重体力劳动

C. 科学开展产后盆底康复训练

D. 注意休息,避免肥胖

E. 提高接生技术

3. 有关子宫内膜异位症的临床表现，下列描述正确的是
   A. 侵犯卵巢可导致周围纤维组织增生和囊肿、粘连的形成
   B. 以侵犯直肠子宫陷凹最常见
   C. 妇检子宫多为前倾前屈位
   D. 会出现深部性交痛
   E. 可造成不孕

## （三）名词解释

1. 子宫内膜异位症
2. 子宫脱垂

## （四）简答题

1. 简述子宫内膜异位症的预防措施。
2. 简述子宫脱垂的分度。
3. 简述压力性尿失禁的健康指导。

# 三、习题解析

## （一）单选题

1. 答案：A

解析：内异症是激素依赖性疾病，在自然绝经或人工绝经后，异位内膜病灶可逐渐萎缩吸收；妊娠或使用性激素抑制卵巢功能，可暂时阻止疾病的发展。

2. 答案：C

解析：腹腔镜检查是目前明确诊断内异症的最佳方法。

3. 答案：D

解析：分娩损伤为子宫脱垂最主要的原因。

4. 答案：A

解析：内异症患者不孕的机制非常复杂，可能与盆腔微环境改变影响受精卵结合及运送、免疫功能异常有关。

5. 答案：B

解析：疼痛是内异症的最主要、最常见的症状。典型症状是继发性痛经，进行性加重。

6. 答案：D

解析：月经期避免剧烈运动、性交。适龄婚育、妊娠可延缓内异症的发生发展。已有子女者，可长期服用避孕药抑制排卵，促使子宫内膜萎缩和经量减少，以减少内异症的发生。月经期避免盆腔手术操作。人工流产尽量避免反复多次搔刮宫腔，以免造成宫腔粘连。

7. 答案：B

解析：患者有进行性痛经，输卵管峡部可触及米粒大小的硬结节，触痛明显，最可能的诊断是子宫内膜异位症。

8. 答案：C

解析：使用孕激素治疗子宫内膜异位，要指导患者规范用药，以免引起月经紊乱。

9. 答案：A

解析：子宫腺肌病症状严重、无生育要求或药物治疗无效者，应行全子宫切除术。

10. 答案：B

解析：子宫脱垂Ⅰ度重型是宫颈已达处女膜缘，阴道口可见子宫颈。

11.（1）答案：D

答案解析：Ⅱ度重型子宫脱垂为宫颈与部分宫体全部脱出阴道口外。

（2）答案：D

解析：重度子宫脱垂伴盆底肌肉明显萎缩者不宜使用子宫托。Ⅱ度以上子宫脱垂或合并膀胱或直肠膨出有症状者，应采取手术治疗。

**（二）多选题**

1. 答案：ACE

解析：性激素治疗时观察用药前后效果和副作用，定期随访，异位内膜虽具有远处转移和种植的能力，但属良性病变。月经期性交引起经血逆流会诱发子宫内膜异位症发生。根据患者年龄、症状、病变部位和范围以及对生育要求等不同情况全面考虑，可行药物治疗及手术治疗。症状轻者，可随访观察。

2. 答案：BCDE

解析：预防子宫脱垂，应提高产科质量，避免分娩损伤。避免妇女参加重体力劳动。避免肥胖。产褥期避免行增加腹压的运动及过早参加重体力劳动或负重。科学开展产后盆底康复训练。

3. 答案：ADE

解析：子宫内膜异位症侵犯卵巢可导致周围纤维组织增生和囊肿、粘连的形成。以侵犯卵巢最常见。盆腔微环境改变影响受精卵结合及运送可造成不孕，直肠子宫陷凹有异位病灶或因局部粘连导致子宫后倾固定的患者会出现深部性交痛。妇科检查子宫多为后倾固定。

**（三）名词解释**

1. 子宫内膜异位症是指具有生长功能的子宫内膜出现在子宫以外的部位时，称为子宫内膜异位症，简称内异症。

2. 子宫脱垂是子宫从正常位置沿阴道下降，宫颈外口达坐骨棘水平以下，甚至子宫全部脱出阴道口以外，称子宫脱垂。

**（四）简答题**

1. 子宫内膜异位症的预防措施：①防止经血逆流：月经期避免剧烈运动、性交。尽早治疗某些可能引起经血潴留或引流不畅的疾病，如无孔处女膜、阴道闭锁、宫颈管闭锁、宫颈粘连或后天性炎性阴道狭窄，以免经血倒流入腹腔。②适龄婚育和药物避孕：妊娠可延缓内异症的发生发展，有生育要求者，应适龄结婚及孕育。已有子女者，可长期服用避孕药抑制排卵，促使子宫内膜萎缩和经量减少，以减少内异症的发生。③防止医源性异位内膜种植：月经期避免妇科检查和盆腔手术操作，若有必要，应避免重力挤压子宫。应尽量避免多次的子宫腔手术操作，手术操作要轻柔，如人工流产应避免造成宫颈损伤导致宫颈粘连;切开子宫的手术注意保护好腹壁切口,特别是中期妊娠剖宫取胎手术。

2. 子宫脱垂分度以患者平卧用力向下屏气时子宫下降的最低点为标准分为 3 度。①Ⅰ度轻型:宫颈外口距处女膜缘<4cm,未达处女膜缘;Ⅰ度重型:宫颈已达处女膜缘,阴道口可见子宫颈。②Ⅱ度轻型:宫颈脱出阴道口,宫体仍在阴道内;Ⅱ度重型:部分宫体脱出阴道口。③Ⅲ度:宫颈与宫体全部脱出阴道口外。

3. 压力性尿失禁的健康指导:①积极进行行为指导如减重、戒烟、避免增加盆底压力的活动、治疗便秘和慢性咳嗽等,以减少因盆底损伤导致压力性尿失禁。②指导产妇在产褥期(尤其是多次分娩后)及早开始盆底肌肉锻炼,可预防压力性尿失禁。

(郑慧萍)

# 第二十章 │ 不孕症妇女的护理

## 一、本章小结

不孕症是一组由多种病因导致的生殖障碍状态，是影响男女双方身心健康的医学和社会问题。对不孕症夫妇进行护理评估时需要夫妇共同完成，要评估男女双方的健康史、临床表现和相关检查。女方因素中最常见的是输卵管因素，最严重的是无排卵因素。导致男性不育的因素主要有生精障碍和输精障碍。精液常规检测是不孕症夫妇首选的检查项目。治疗不孕症要根据不孕症的病因进行处理，必要时根据具体情况选择辅助生殖技术。常用辅助生殖技术包括人工授精和体外受精 - 胚胎移植及衍生技术等。辅助生殖技术的发展和应用为许多不孕症夫妇提供了获得生育能力的可能，但因技术本身存在一些伦理和法律问题，需要严格管理和规范。护理重点包括对不孕症夫妇提供身心整体护理尤其是心理护理，以及辅助生殖技术后的对症护理。

## 二、本章习题

### （一）单选题（每道试题只有一个正确答案）

【A1 型题】

1. 对输卵管不孕因素的检查方法，下列最有价值的是
   - A. 子宫输卵管通液术
   - B. 子宫输卵管造影
   - C. 宫腔镜检查
   - D. 腹腔镜检查
   - E. 超声检查

2. 下列监测排卵的方法，最简单、无损伤且可自行完成的是
   - A. 子宫内膜活组织检查
   - B. 女性激素测定
   - C. 基础体温测定
   - D. 腹腔镜检查
   - E. 超声检查

3. 辅助生殖技术体外受精 - 胚胎移植的主要适应证是
   - A. 不明原因的子宫出血
   - B. 女方无排卵不孕症
   - C. 输卵管性不孕症
   - D. 男方无精症不孕
   - E. 子宫发育不良

4. 引起女性不孕最主要原因是
   - A. 多囊卵巢综合征
   - B. 子宫内膜异位症

C. 甲状腺功能亢进　　　　　　　　　D. 输卵管炎症

E. 肥胖

【A2 型题】

5. 某女，28 岁，婚后 5 年未孕。男方生殖器官检查无异常，精液常规正常。女方检查提示输卵管阻塞，经治疗无效。该不孕夫妇首选的治疗方法是

A. 体外授精与胚胎移植　　　　　　　B. 配子输卵管内移植

C. 输卵管通液术　　　　　　　　　　D. 诱发排卵

E. 人工授精

6. 某女，28 岁，婚后性生活正常，3 年未孕。16 岁月经初潮，2 个月 1 次，每次 6 日，量中等，无痛经。男性精液常规显示正常，女方妇科检查：阴道通畅，宫颈呈糜烂样改变。子宫后位，正常大小，活动度好，附件未见异常，连续 3 个月基础体温测定呈单相。该患者不孕症最可能的原因是

A. 子宫内膜不规则脱落　　　　　　　B. 黄体功能不足

C. 慢性宫颈炎　　　　　　　　　　　D. 子宫后位

E. 无排卵

7. 某女，31 岁，婚后 3 年未孕，夫妇双方经检查证实男方为无精症，女方检查正常。该不孕夫妇首选的治疗方法是

A. 体外授精与胚胎移植　　　　　　　B. 配子输卵管内移植

C. 供精者人工授精　　　　　　　　　D. 输卵管通液术

E. 诱发排卵

8. 某女，28 岁，平素月经规则。因"婚后性生活正常，2 年未孕"就诊。护士指导其最佳受孕期，下列描述正确的是

A. 月经来潮前 2~3 日　　　　　　　B. 月经干净后 1~2 日

C. 月经干净第 5 日　　　　　　　　D. 排卵前后 4~5 日

E. 排卵后 7~8 日

9. 某女，33 岁，婚后 3 年未孕。夫妇双方经检查，男方生殖器官检查无异常，精液常规正常。女方连续 3 月行基础体温测定，结果为单相体温。该不孕夫妇首选的治疗方法是

A. 体外授精与胚胎移植　　　　　　　B. 输卵管通液术

C. 促排卵治疗　　　　　　　　　　　D. 人工授精

E. 随访观察

【A3/A4 型题】

10. 某女，29 岁，因"婚后正常性生活，2 年未孕"与丈夫前来就诊。

(1) 查找男性不育原因时，首选的检查是

A. 外生殖器检查　　　　　　　　　　B. 精液常规检测

C. 肾功能检查　　　　　　　　　　　D. 前列腺检查

E. 输精管检查

(2) 经检查，男方为弱精症。女方生殖器官无异常，排卵正常。医生建议其行供精者人工授精，护士向其介绍人工授精的适应证，下列描述正确的是

A. 双侧输卵管损害      B. 男性性功能障碍

C. 子宫内膜异位症      D. 子宫发育异常

E. 卵巢无排卵

11. 某女,27 岁,因"婚后正常性生活,未孕 2 年"与丈夫前来就诊。男方检查正常。女方查体:阴道通畅,宫颈及子宫正常,双侧输卵管增粗。输卵管通畅检查提示双侧输卵管堵塞。诊断为输卵管性不孕。

(1) 医生建议其行体外受精 - 胚胎移植,拟行促排卵治疗,护士向其解释促排卵的严重并发症是

A. 卵巢过度刺激综合征      B. 卵巢早衰

C. 胎儿畸形      D. 月经失调

E. 腹水

(2) 关于体外受精 - 胚胎移植对症护理措施,下列描述正确的是

A. 移植后 30 日测血或尿 hCG,判断是否妊娠

B. 注意促排卵药物应用的个性化原则

C. 嘱患者多活动,促使胚胎着床

D. 术后患者无需限制活动

E. 胚胎移植后无需用药

## (二) 名词解释

1. 继发性不孕

2. 人工授精

## (三) 简答题

1. 简述不孕症妇女可做的相关检查。

2. 简述对不孕症夫妇进行心理护理的内容。

3. 简述卵巢过度刺激综合征的临床表现。

# 三、习题解析

## (一) 单选题

1. 答案: B

解析: 子宫输卵管造影是检查输卵管通畅的首选方法。

2. 答案: C

解析: 基础体温测定简单无损伤,可在家自行按时检测体温。单相体温提示无排卵,双相体温提示有排卵,排卵后基础体温上升 0.3~0.5℃。

3. 答案: C

解析: 输卵管性不孕症(原发性和继发性)为体外受精 - 胚胎移植最主要的适应证。

4. 答案: D

解析: 导致女性不孕因素,输卵管因素最常见。

5. 答案: A

解析: 女方输卵管阻塞,治疗无效,不适合人工授精,可选用体外授精与胚胎移植。

6. 答案：E

解析：患者基础体温测定呈单相，不孕症最可能的原因是无排卵。

7. 答案：C

解析：男方为无精症，女方一切正常，可选用供精者人工授精。

8. 答案：D

解析：最佳的受孕时机一般在排卵期前后 4~5 日。

9. 答案：C

解析：基础体温单相为无排卵，可以使用药物诱发排卵。

10.（1）答案：B

解析：精液常规检测是不孕症夫妇首选的检查项目。

（2）答案：B

解析：人工授精适应证：具备正常发育的卵泡，正常范围的活动精子数目，健全的女性生殖道结构，至少有一条正常输卵管的不孕（育）症夫妻。子宫内膜异位症及双侧输卵管损害适合行体外受精 - 胚胎移植。性功能障碍，精子无法顺利到达女性体内，适合行人工授精。

11.（1）答案：A

解析：使用诱导排卵药物刺激卵巢后容易导致卵巢过度刺激综合征。

（2）答案：B

解析：辅助生殖技术应注意促排卵药物应用的个性化原则，密切监测卵泡发育。术后患者应卧床休息 3~6 小时，限制活动 5~6 日以提高成功率。移植后 14 日测血或尿 hCG，判断是否妊娠。嘱患者减少活动，避免增加腹压的动作，以免腹压增高导致卵巢破裂。胚胎移植后遵医嘱给予孕激素支持治疗。

## （二）名词解释

1. 继发性不孕是指曾有过妊娠，而后未避孕连续 12 个月未妊娠者。

2. 人工授精将精子通过非性交方式注入女性生殖道，使其受孕的一种技术。

## （三）简答题

1. 不孕症妇女可做的相关检查有超声检查、卵巢功能检查、输卵管通畅检查、宫腔镜检查、腹腔镜检查及免疫检查等。

2. 不孕症夫妇心理护理的内容包括：①减轻不孕症夫妇双方的心理压力，纠正不孕症夫妇关于受孕的一些错误观念和认识，关心、理解、尊重妇女，保护她们的隐私；②提高妇女的自我控制感，帮助她们尽快度过悲伤期；③正视不孕症治疗的结局，当多种治疗措施的效果不佳时，护理人员需帮助他们选择停止治疗或继续治疗，不论不孕夫妇做出何种选择，护理人员都应给予尊重并提供支持。

3. 卵巢过度刺激综合征（ovarian hyper stimulation syndrome，OHSS）是一种由于诱发超排卵所引起的医源性并发症。OHSS 分为轻、中、重三度。轻度仅表现为轻度腹胀，卵巢增大；中度表现为下腹胀痛、恶心、呕吐或腹泻，明显腹水，少量胸腔积液，双侧卵巢明显增大；重度表现为明显腹胀，大量腹腔积液，胸腔积液导致血液浓缩，重要脏器血栓形成和功能损害及电解质紊乱等严重并发症，严重者可引起死亡。

（郑慧萍）

# 第二十一章 | 计划生育妇女的护理

## 一、本章小结

计划生育是妇女生殖健康的重要内容。国家提倡适龄婚育、优生优育。计划生育措施主要包括避孕、绝育及避孕失败后的补救措施。

避孕方法包括药物避孕、宫内节育器、紧急避孕、安全期避孕及外用避孕等。避孕药的避孕原理主要是抑制排卵；避孕药按照给药途径可分为口服、注射、经皮肤、经阴道等；种类包括口服避孕药、长效避孕针、速效避孕药、缓释系统避孕药。使用时要严格掌握避孕药的禁忌证，规范用药。宫内节育器（IUD）是目前我国育龄妇女避孕的主要措施。宫内节育器有惰性 IUD 和活性 IUD 两类，避孕原理是改变宫腔内生化环境，阻碍受精卵着床。护士应掌握放置术和取出术的适应证、禁忌证、副反应、并发症及处理要点。护理重点是围手术期护理和术后健康指导。紧急避孕药仅适用于一次无保护性生活，不能替代常规避孕。安全期避孕因受情绪、健康状况、外界环境等多种因素的影响，此法并不十分可靠，不宜推广。正确使用阴茎套避孕有效率高，且能防止性疾病传播。女性绝育，输卵管绝育术是最常用的方法，主要有经腹输卵管结扎术或腹腔镜下输卵管绝育术。护理重点是围手术期护理和术后健康指导。避孕失败后的补救措施是人工终止妊娠。终止妊娠的方法有药物流产、手术流产、中期妊娠引产。药物流产一般适用于妊娠 7 周内者，临床常用的药物为米非司酮配伍米索前列醇，使用时要掌握药物的适应证、禁忌证及用药方法。手术流产包括负压吸引术和钳刮术。负压吸引术适用于妊娠 10 周以内者，钳刮术适用于妊娠 11~14 周者。中期妊娠引产适用于妊娠 13~28 周者，临床上常用的方法是依沙吖啶羊膜腔内注入法。术前评估适应证及禁忌证。手术流产和中期妊娠引产的护理重点是围手术期护理及健康指导。

计划生育是采用科学的方法实施生育调节，以避孕为主。做好避孕方法的知情选择是计划生育优质服务的主要内容。人生各个不同时期，对避孕的需求有不同的选择。育龄期妇女应根据自身特点，选择合适、安全有效的避孕方法。

## 二、本章习题

（一）**单选题**（每道试题只有一个正确答案）

【A1 型题】

1.下列属于放置宫内节育器适应证的是

A. 重度陈旧性宫颈裂伤　　　　　　B. 哺乳期未排除早孕

C. 健康育龄妇女　　　　　　　　　D. 滴虫阴道炎

E. 宫颈内口过松

2. 关于负压吸引术后护理措施,下列描述正确的是

A. 术后观察15分钟无异常即可离开　　B. 1月内禁止性交

C. 1周后即可盆浴　　　　　　　　　D. 术后休息3日即可

E. 1周后可坐浴

3. 钳刮术一般适用于妊娠的

A. 7周内　　　　　　　　　　　　B. 7~10周内

C. 11~14周内　　　　　　　　　　D. 14~18周内

E. 13~28周内

4. 关于口服复方短效避孕药的健康指导,下列描述正确的是

A. 连续2个月月经未来潮者,应停止用药

B. 若发生漏服情况,应在24小时内补服

C. 短效口服避孕药停药半年后方可妊娠

D. 哺乳期妇女不宜口服避孕药

E. 停用长效避孕药后即可妊娠

5. 下列属于避孕药禁忌证的是

A. 子宫内膜异位症患者　　　　　　B. 有习惯性痛经史女性

C. 月经量较多的患者　　　　　　　D. 乳房有肿块者忌服

E. 健康育龄妇女

【A2 型题】

6. 某女,36岁,$G_3P_2$。现阴道顺产后8个月,母乳喂养。为达到长期避孕目的,则该女当前最适宜的避孕方法是

A. 经腹输卵管结扎术　　　　　　　B. 口服避孕药

C. 宫内节育器　　　　　　　　　　D. 安全期避孕

E. 避孕药膏

7. 某女,48岁,$G_3P_1$。因"月经紊乱,咨询避孕方法"就诊。自诉近2年月经紊乱,阵发性潮热,阴道干燥。护理人员指导其最适合选择的避孕方法是

A. 口服避孕药　　　　　　　　　　B. 注射避孕针

C. 安全期避孕　　　　　　　　　　D. 宫内节育器

E. 避孕套

8. 某女,28岁,$G_3P_2$。因"停经48日,自测早孕,要求终止妊娠"就诊。该女有慢性肾炎病史。查体:T 36.5℃。子宫前位,略大。超声检查子宫内见妊娠囊,附件无异常。尿hCG(+)。当前最适合该女终止妊娠的方法是

A. 利凡诺引产　　　　　　　　　　B. 负压吸引术

C. 药物流产　　　　　　　　　　　D. 水囊引产

E. 钳刮术

【A3/A4 型题】

9. 某女,35 岁,G₃P₂。因"暂无生育计划,咨询避孕方法"就诊。该女平素月经规则,有习惯性痛经。查体:身体健康,子宫附件未及异常。

(1) 护理人员建议其采用的最佳避孕方法是

    A. 口服短效避孕药               B. 安全期避孕法

    C. 输卵管结扎术                 D. 紧急避孕药

    E. 阴道套

(2) 此类避孕方法最常见的副反应是

    A. 阴道分泌物量增多           B. 恶心、食欲缺乏

    C. 注意力不集中               D. 情绪不稳定

    E. 性交后出血

10. 某女,53 岁,G₃P₁。因"绝经 1 年,要求取出宫内节育器"就诊。该女放置宫内节育器 18 年,现绝经 1 年。妇科检查:阴道通畅,黏膜略平滑,分泌物量少,无色无味;宫颈光滑,大小正常;宫体前倾前屈位,正常大小,活动度好;双附件未触及异常。

(1) 该妇女在取器前应进行的必要检查是

    A. 阴道涂片检查               B. 妇科超声检查

    C. 腹部 CT 检查                D. 心电图检查

    E. 血常规检查

(2) 做该项检查的主要目的是

    A. 确定宫腔内的节育器是否存在及其类型

    B. 了解输卵管有无异常

    C. 了解卵巢有无排卵

    D. 确定子宫位置

    E. 确定子宫大小

(3) 关于宫内节育器取出术的健康指导,下列描述正确的是

    A. 若取出困难,应在超声、X 线下或者在宫腔镜下取出

    B. 手术后超声检查核实取出术的效果

    C. 取出节育器后卧床休息 3 日

    D. 手术后禁止性生活 1 个月

    E. 术前应憋尿

11. 某女,35 岁,G₃P₃。因"暂无生育计划,欲放置宫内节育器避孕"就诊。该女 1 年前顺产 1 个健康男婴。查体:T 36.5℃。子宫前位,正常大小,附件未及异常。血常规、阴道分泌物检查正常。

(1) 关于宫内节育器的放置时间,下列描述正确的是

    A. 月经期                     B. 月经干净后 3 日内

    C. 月经干净后 3~7 日           D. 月经干净后 7 日以上

    E. 月经干净后 14 日以上

(2) 下列属于放置宫内节育器禁忌证的是

    A. 人工流产术后宫腔深度小于 10cm　　B. 正常分娩后 42 日

    C. 生殖器官肿瘤　　D. 月经稀少者

    E. 子宫颈肥大

12. 某女，25 岁，$G_1P_0$。因"负压吸引术后持续阴道流血 15 日"就诊。该患者 15 日前行人工流产负压吸引术，术后阴道出血淋漓不尽，量较多。体温正常。其他未见异常。

(1) 该患者目前最先考虑的临床诊断是

    A. 子宫穿孔　　B. 吸宫不全

    C. 子宫破裂　　D. 感染

    E. 漏吸

(2) 为明确诊断，进一步首选的检查是

    A. 腹腔镜检查　　B. 宫腔镜检查

    C. 超声检查　　D. hCG 测定

    E. 血常规

(3) 目前最恰当的措施是

    A. 行清宫术，术后给予抗生素治疗　　B. 给予抗生素和止血剂治疗

    C. 给予抗生素和宫缩剂治疗　　D. 给予大剂量宫缩剂治疗

    E. 给予大剂量抗生素治疗

**(二) 多选题**（每道试题有两个或两个以上正确答案）

1. 关于宫内节育器放置的正确时间，下列描述正确的是

    A. 人工流产术后、宫腔深度小于 10cm　　B. 正常分娩后 42 日，子宫恢复正常者

    C. 哺乳期闭经者随时可以放　　D. 月经干净后 7~14 日

    E. 剖宫产后半年

2. 关于避孕药的避孕原理，下列描述正确的是

    A. 改变宫腔内生化环境，引起无菌炎性反应

    B. 改变输卵管蠕动功能

    C. 对精子有毒性作用

    D. 改变宫颈黏液性状

    E. 抑制排卵

**(三) 名词解释**

1. 紧急避孕

2. 人工流产综合反应

**(四) 简答题**

1. 简述避孕药的副反应。

2. 简述宫内节育器的避孕原理。

3. 简述宫内节育器的放置时间。

4. 简述哺乳期妇女可选用的避孕方法。

## 三、习题解析

### （一）单选题

1. 答案：C

解析：放置宫内节育器的适应证是育龄妇女无禁忌证者。哺乳期需排除早孕方可放置宫内节育器。宫颈内口过松、重度宫颈裂伤、滴虫阴道炎均不适合放置节育器。

2. 答案：B

解析：吸宫术后保持外阴清洁干燥，休息 2 周，术后禁止盆浴及性生活 1 个月。术后如有腹痛或发热、出血多或出血时间长，应随时就诊。题干中出血 3 日可以继续观察，无需就诊。术后不宜坐浴，以免感染。

3. 答案：C

解析：钳刮术适用于妊娠 11~14 周内。

4. 答案：D

解析：口服复方短效避孕药若发生漏服情况，应在 12 小时内补服。连续 3 个月未来月经者，应停止用药。短效口服避孕药停药后即可妊娠，长效避孕药应在停药 6 个月后妊娠，以免引起胎儿畸形。

5. 答案：D

解析：乳房有肿块者属于避孕药的禁忌证。避孕药的适应证是有避孕要求的健康育龄妇女。子宫内膜异位症患者和有习惯性痛经史女性，可以口服避孕药缓解痛经。月经量较多的患者，可以口服避孕药调经。

6. 答案：C

解析：产后 8 个月，哺乳期可选用长期避孕的方法是宫内节育器。

7. 答案：E

解析：该女，48 岁，月经紊乱，阵发性潮热，阴道干燥，处于绝经过渡期。建议使用避孕套避孕。

8. 答案：B

解析：停经 48 日可采取药物流产或负压吸引术终止妊娠，但该患者有慢性肾炎病史，不能进行药物流产，只能选择负压吸引术。

9.（1）答案：A

解析：口服短效避孕药可以抑制排卵，可以选择。安全期避孕法并不十分可靠，不宜推广。输卵管结扎术可达到永久不生育的目的，属绝育术，不适合避孕。紧急避孕药由于剂量大，易造成女性内分泌紊乱、月经异常，每年使用不要超过三次，每月最多使用一次为宜。不适合长期避孕。阴道套我国目前尚无供应。

（2）答案：B

解析：口服避孕药最常见的副反应有食欲缺乏、恶心、呕吐；经期缩短、经血量减少、服药期间出血；体重增加及色素沉着等。

10.（1）答案：B

解析：取出节育器前应该进行妇科超声或 X 线检查。

（2）答案：A

解析：取出节育器前应该进行妇科超声或 X 线检查，以明确节育器是否存在、类型、位置和是否有嵌顿。

（3）答案：A

解析：宫内节育器取出术术前应排空膀胱；若取出困难，应在超声、X 线下或者在宫腔镜下取出；术后休息 1 日；2 周内禁止性生活及盆浴，预防感染；取出 IUD 后让受术者看清取出的 IUD，不需要超声检查。

11.（1）答案：C

解析：宫内节育器的放置时间以月经干净后 3~7 日为宜。

（2）答案：C

解析：放置宫内节育器的禁忌证生殖器官肿瘤、月经过多者、生殖器官急性炎症等。月经稀少者可以放置，子宫颈肥大属于慢性炎症。人工流产术后宫腔深度小于 10cm、产后 42 日为适应证。

12.（1）答案：B

解析：吸宫不全表现为人工流产后 10 日流血量仍多，或者止血后又有多量流血者。

（2）答案：C

解析：超声检查可判断宫内是否有组织残留。

（3）答案：A

解析：流血多，无明显感染征象者，应立即行清宫治疗，术后可以给予抗生素预防感染。

## （二）多选题

1. 答案：ABE

解析：宫内节育器放置时间为月经干净后 3~7 日无性交者；人工流产术后、宫腔深度小于 10cm 者；正常分娩后 42 日，子宫恢复正常；剖宫产后 6 个月；哺乳期闭经排除早孕者。

2. 答案：BDE

解析：避孕药避孕原理是抑制排卵；改变宫颈黏液性状；改变子宫内膜形态与功能，使子宫内膜与胚胎发育不同步，不适于孕卵着床；改变输卵管蠕动功能，干扰孕卵着床。宫内节育器的避孕原理是改变宫腔内生化环境，引起无菌性炎性反应，对精子和胚胎有毒性作用。

## （三）名词解释

1. 紧急避孕是指在无保护性性生活或避孕失败后 5 日内，妇女为防止非意愿妊娠而采取的避孕方法。

2. 人工流产综合反应是指受术者在人工流产术中或术后出现心动过缓、血压下降、面色苍白、冷汗、头晕甚至晕厥等迷走神经兴奋症状，大多数可在手术后逐渐恢复。

## （四）简答题

1. 避孕药的副反应有类早孕反应、不规则阴道流血、月经过少或停经、体重增加、色素沉着；个别妇女可出现头痛、复视、乳房胀痛等症状。

2. 宫内节育器的避孕原理：①干扰着床，IUD 改变宫腔内生化环境，使子宫内膜与胚泡成熟不同步，因而影响受精卵着床；释放孕激素的 IUD，使子宫内膜腺体萎缩，间质发生蜕膜反应，干扰并破坏受精和着床的同步化；孕激素抑制排卵可使宫颈黏液变黏稠，影响精子进入宫腔，阻碍受精卵着床。②对精子和胚胎的毒性作用，宫内节育器因压迫宫腔内膜局部使之发生炎症反应，炎性细胞对胚胎有毒性作用。同时，炎性反应产生大量巨噬细胞覆盖子宫内膜而影响孕卵着床，巨噬细胞能吞噬精子及影响胚胎发育；带铜 IUD 释放的铜离子，具有分离精子头尾的毒性作用，使精子不能获能。

3. 宫内节育器的放置时间：①月经干净后 3~7 日无性交者；②人工流产术后、宫腔深度小于 10cm 者；③正常分娩后 42 日，子宫恢复正常者；④剖宫产后 6 个月；⑤哺乳期闭经排除早孕者；⑥含孕激素的 IUD 在月经第 4~7 日放置；⑦自然流产于转经后，药物流产于 2 次正常月经后放置；⑧性交后 5 日内放置为紧急避孕方法之一。

4. 哺乳期的妇女选用避孕方法的原则是不影响乳汁质量及婴儿健康。阴茎套避孕是哺乳期妇女的最佳避孕方式。也可选用单孕激素制剂长效避孕针或皮下埋植剂，不影响乳汁质量。哺乳期放置宫内节育器，操作要轻柔，防止子宫损伤。不宜选用甾体激素避孕药。

（郑慧萍）

# 第二十二章 | 妇产科常用护理技术

## 一、本章小结

妇产科常用护理技术主要介绍了产科、妇科及新生儿常用护理技术。其中,产科常用技术包括产时外阴消毒、会阴擦洗、会阴湿热敷。妇科常用技术包括阴道冲洗/擦洗、阴道或宫颈上药、坐浴。新生儿常用技术包括新生儿沐浴、新生儿抚触。妇产科常用技术的适应证、操作方法及护理要点很重要,特别是操作方法及护理要点要重点掌握。

## 二、本章习题

### (一)单选题(每题只有一个正确答案)

【A1 型题】

1. 关于会阴擦洗,下列描述正确的是

 A. 擦洗液温度为 41~42℃    B. 会阴擦洗采取半坐卧位

 C. 擦洗前患者无需排空膀胱   D. 会阴有伤口感染者应最先擦洗

 E. 擦洗原则应掌握自上而下、先对侧后近侧

2. 关于会阴湿热敷,下列描述正确的是

 A. 常用于会阴水肿及血肿的患者  B. 热敷面积应为病损面积的 1 倍

 C. 湿热敷的温度一般为 39~40℃  D. 红外线进行照射每次 40 分钟

 E. 每 10 分钟更换敷垫 1 次

3. 关于阴道或宫颈上药,下列描述正确的是

 A. 应取左侧卧位      B. 可适用于阴道炎

 C. 月经期可继续上药     D. 20% 硝酸银溶液属于非腐蚀性药物

 E. 无性生活史者可使用小型窥器行阴道上药

4. 关于坐浴,下列描述正确的是

 A. 经期及产后 3 日内可行坐浴  B. 患有外阴炎患者可行坐浴

 C. 冷浴水温为 10~12℃    D. 温浴水温 40~41℃

 E. 热浴需坐浴 30 分钟

【A2 型题】

5. 某女,32 岁,行妇科手术后 3 周,阴道排出分泌物量多且有臭味,拟行阴道冲洗,下列描述正确的是

A. 配制冲洗液 500~1 000ml,冲洗液温度 48~50℃

B. 冲洗过程中注意患者的主诉,出现不适可继续冲洗

C. 冲洗毕扶患者坐于便盆上将阴道内残留的冲洗液排出

D. 冲洗筒挂于床旁输液架,液面距床沿高度不超过 60cm

E. 为了将阴道分泌物冲洗干净,可加快加大冲洗液流速和压力

【A3/A4 型题】

6. 某女,45 岁,因子宫肌瘤入院准备手术,拟在蛛网膜下腔麻醉下行全子宫切除术,术前晚护士为该患者行阴道冲洗

（1）该患者应采取的体位是

    A. 膀胱截石位                    B. 头高脚低位

    C. 侧卧位                         D. 平卧位

    E. 半卧位

（2）护士为该患者行阴道冲洗时,应选择的冲洗液是

    A. 2%~4% 碳酸氢钠           B. 0.02% 碘伏溶液

    C. 4% 硼酸溶液                D. 0.5% 醋酸

    E. 1% 乳酸

（3）为该患者进行阴道冲洗时,冲洗筒距床沿的高度,下列描述正确的是

    A. 30cm                         B. 50cm

    C. 70cm                         D. 90cm

    E. 100cm

（二）多选题（每题有两个或两个以上正确答案）

1. 关于新生儿沐浴,下列描述正确的是

    A. 室温应调节为 26~28℃         B. 水温应调节为 38~42℃

    C. 沐浴前应喂奶后沐浴              D. 沐浴后应用 5% 碘酊消毒脐部

    E. 沐浴时应选用中性肥皂或沐浴露

2. 关于阴道或宫颈上药,下列描述正确的是

    A. 适用于阴道炎、宫颈炎        B. 克霉唑可用于治疗外阴炎

    C. 20% 的硝酸银可治疗急性宫颈炎   D. 阴道栓剂宜于晚上临睡前使用

    E. 未婚女性不能使用阴道窥阴器

（三）简答题

1. 简述会阴擦洗的适应证。

2. 简述坐浴的护理要点。

# 三、习题解析

（一）单选题

1. 答案:E

解析:嘱患者排空膀胱以备擦洗;会阴擦洗液温度为 38~40℃;擦洗时应掌握自上而下、先对侧后近侧原则;患者取屈膝仰卧位,臀下垫垫巾;有伤口感染者应安排在最后擦

洗,以免引起交叉感染。

2. 答案:A

解析:会阴湿热敷的适应证包括会阴水肿、血肿,会阴部早期感染及硬结等患者;湿热敷的面积应是病损范围的 2 倍;每 3~5 分钟更换热敷垫 1 次;湿热敷的温度一般为 41~46℃,以患者能耐受为宜;将热水袋放在棉垫外或用红外线灯进行照射,每次时间 15~30 分钟。

3. 答案:B

解析:阴道和宫颈上药适应证包括阴道炎、宫颈炎;经期或子宫出血者不宜阴道给药;患者排空膀胱取膀胱截石位;无同房史者禁止使用窥器行阴道上药;20% 硝酸银溶液属于腐蚀性药物。

4. 答案:B

解析:月经期妇女、阴道流血者、孕妇及产后 7 日内的产妇禁止坐浴;坐浴的适应证包括外阴、阴道手术前准备,外阴炎、阴道炎症;冷浴的水温 14~15℃,坐浴 2~5 分钟;温浴的水温 35~37℃,坐浴 20 分钟;热浴可适用于渗出性病变、急性炎性浸润,先熏后坐,坐浴 20 分钟。

5. 答案:C

解析:配制冲洗液 500~1 000ml,冲洗液温度 41~43℃;冲洗筒挂于床旁输液架上,液面距床沿高度不超过 30cm;阴道冲洗时不可为了将阴道分泌物冲洗干净而加快加大冲洗液的流速和压力;冲洗过程中注意患者的主诉,出现异常立即停止冲洗。

6.(1)答案:A

解析:阴道冲洗时患者的体位是膀胱截石位。

(2)答案:B

解析:术前患者阴道冲洗液体为 0.02% 碘伏。

(3)答案:C

解析:冲洗桶距床沿高度为 60~70cm。

(二)多选题

1. 答案:ABE

解析:新生儿沐浴应关闭门窗,光线充足,调节室温 26~28℃,水温 38~42℃。脐部的处理:充分暴露脐部,用 75% 乙醇由内向外消毒 2 次,取一块无菌纱布覆盖在脐部,用脐绷带包扎。沐浴前 15~30 分钟应避免喂奶,以免发生溢奶。沐浴时宜选用中性肥皂或沐浴露,面部不使用肥皂。

2. 答案:ADE

解析:阴道或宫颈上药局部用药常用于宫颈炎或阴道炎患者。非腐蚀性药物如克霉唑或硝酸咪康唑可用于治疗外阴阴道假丝酵母菌病,20% 硝酸银可用于治疗宫颈糜烂样改变,阴道栓剂宜于晚上临睡前使用,以免站起脱落而影响治疗效果,未婚妇女上药时不能使用阴道窥阴器,可用长棉签上药。

(三)简答题

1. 会阴擦洗的适应证:①产后会阴部有伤口者;②妇科或产科手术后留置导尿管者;

③会阴部手术术后患者；④长期卧床患者。

2.坐浴的护理要点：①坐浴前擦拭干净外阴及肛门周围；②坐浴溶液应严格按比例配制，浓度过低，起不到治疗效果，浓度过高，容易导致黏膜灼伤；③根据坐浴的不同目的调节坐浴溶液温度及坐浴时间；④坐浴时需将臀部及外阴部全部浸入药液中；⑤月经期妇女、阴道流血者、孕妇、产后7日内，禁止坐浴；⑥注意保暖，以防受凉。

（单伟颖）

45